Zu diesem Buch

Als Schüler des Kriya Yogi Sanakananda Giri (der seinerseits u. a. von dem Nobelpreisträger Tagore unterwiesen worden war) wurde Detlef Uhle in dessen Yogazentrum in Indien zum Yogalehrer ausgebildet. Als Yogi Deenbandhu gibt er seit Jahren sein Wissen an diejenigen weiter, die auf diesem Wege Techniken der Atemkontrolle, Konzentration, Entspannung und Meditation erlernen wollen, um ein erfüllteres Leben im Einklang von Körper und Seele führen zu können.

Wer Yogi Deenbandhus Einführungsband (rororo sachbuch 7871) mit Erfolg durchgearbeitet oder bereits Erfahrungen mit Hatha-Yoga hat, findet hier Asanas (Körperübungen) und Pranayamas (Atemkonzentrationsübungen) von höheren Schwierigkeitsgraden, meist Weiterführungen der schon bekannten Übungen. Sie steigern die Fähigkeit, Prana (Lebensenergie) zu entwickeln, intensivieren die Bewußtseinslenkung und erweitern die Konzentrationskraft von innen heraus. Die Macht der Stille wird zu einem Erlebnis.

Yogi Deenbandhu
(Detlef Uhle)

Das rororo Yoga-Buch für Fortgeschrittene

rororo
Rowohlt

Umschlagentwurf Werner Rebhuhn
(Foto: Iris Papadopoulos)
Originalausgabe
Redaktion Beate Laura Menzel
Fotos im Text: Iris Papadopoulos
Veröffentlicht im Rowohlt Taschenbuch Verlag GmbH,
Reinbek bei Hamburg, Februar 1985

Satz Sabon (Linotron 202)
Gesamtherstellung Clausen & Bosse, Leck
Printed in Germany
980-ISBN 3 499 17887 7

Inhalt

Vorwort

Viele Yogis ziehen durch die Welt und versuchen ihren Yoga «schön verpackt» zu verkaufen. Oft wird Yoga weniger gelehrt als «vermarktet». Im Fernsehen und in Illustrierten häufen sich die Berichte aus Yogazentren, die von magischen Kräften, Personenkult und Ausbeutung erzählen. Auch wenn manches um der Story willen übertrieben wird, erwiesen ist, daß westliche Schüler häufig zu unüberlegt und kritiklos einem Meister anhängen. Auch ihre Sehnsucht nach Führung und Erkenntnis sollte sie nicht dazu verleiten, ohne vorherige Information sich blindlings einem Fixierungspunkt in Menschengestalt auszuliefern. Selbstverständlich ist die Begegnung mit einem wahren Yogameister eine inspirierende Erfahrung und unterstützt das eigene Bemühen. Doch die Einstellung, der Yogi nehme sich jetzt und immerdar meiner Schwächen und meiner geistigen Entwicklung an, ist eindeutig falsch.

Mein Guru Swami Sanakananda Giri sagte mir auf meine Frage: «Ja, wie ist die Aufgabe eines Gurus zu verstehen? Einfach so, er nimmt die Hand des Schülers und zeigt ihm, wie er die eigene Hand zu halten hat und den Konzentrationsstrom zum Ursprung in sich selbst lenken kann. Glaube mir, alles ist in dir. Selbst Fragen, die sich aufwerfen, werden von innen her beantwortet.»

Und wann immer ich eine wirklich für mich wichtige Frage hatte, sagte er: «Geh und meditiere. Es ist alles in dir. In der Kraft der Meditation kommt eine Antwort, die weder von meiner noch von deiner Persönlichkeit beeinflußt ist. Wir, du und ich, sind im wirklichen Wesen eins.»

Wenn ein Lehrer verkündet, er sei der einzig Wahre und gleicherweise würde sein System für die notleidende Menschheit in dieser Zeit das einzig richtige sein, so seien Sie gewiß, daß Sie mit diesen großen Verkündern und Yogabastlern nur wertvolle Zeit vertun. Im klassischen Yoga, sei es Hatha-Yoga (Körperlicher Yoga) oder Raja-Yoga (die höchste Steigerung der Konzentrations-Meditations-Methoden), ist alles bereits vorhanden, und Neuschöpfungen wären reine Anmaßung. Die alten Rishis (Weisen) und Yogis haben im Laufe von Jahrtausenden Yoga praktiziert, wissenschaftliche, also reproduzierbare Erfahrungen gesammelt und sie auch in den Sanskritschriften niedergelegt.

Yoga ist vollkommen ungefährlich, wenn man sich klassischer, erprobter Methoden bedient und das unter fachkundiger Anleitung.

Im Yoga lernt man mit den eigenen Kräften ökonomisch umzugehen. Yoga ist ein lohnender Weg, um verlorengegangene Energie wiederzuerlangen.

Der Hatha-Yoga verfolgt das Ziel, physisch-psychische Kräfte im Menschen bewußt zu machen und zu stärken. Wenn auch die Körperübungen (Asanas) äußerlich häufig wie Gymnastikübungen aussehen, so haben Sie beim Arbeiten mit dem Anfängerbuch (*Das rororo Yoga-Buch für Anfänger,* sachbuch 7871) sicher schnell gemerkt, daß das Einbeziehen der richtigen Atemführung, der individuellen Streckgrenze und der Bewußtseinslenkung nicht mit einer schnell ausgeführten Gymnastikübung verglichen werden kann.

Den Fortgeschrittenen im Hatha-Yoga erkennt man daran, daß er Nuancen wahrnimmt. Um das zu erreichen, müssen Sie sich in jeder Körperübung genau kennen. Sie wissen, wo Ihre Streckgrenze liegt; Sie atmen richtig und lassen sich beim Üben durch nichts ablenken. Das gelingt Ihnen am besten bei Ihren Lieblingsasanas, also bei den Übungen, bei denen Sie eine angenehme und wohltuende Wirkung fühlen.

Diese Übungen können Sie weiterentwickeln und verfeinern, indem Sie jeweils länger in der dynamischen Phase oder Vollstreckung verbleiben, anfangs 5 bis 6 Sekunden.

Mit dieser Verfeinerung stimulieren Sie Ihre Erlebnisfähigkeit. Sie werden zusehends lernen, sich in diesen Sekunden nur mit dieser Körperform zu identifizieren. Keine Gedanken oder Geräusche werden Sie ablenken können. Dadurch wird die Heilwirkung der betreffenden Körperübung gestärkt. Ihre Fähigkeit, Energie aufzuladen, wird gesteigert. Die Bewußtseinslenkung intensiviert sich, und es entsteht eine Konzentrationskraft von innen heraus.

Für die Hatha-Yogis sind die Körperübungen *Geistformen.* Bei der

Kobra-Stellung z. B. (Bhujangasana) bedeutet das: Der Übende nimmt die Form einer angreifenden Schlange an, verbleibt in ihr und kehrt, die Stellung auflösend, zu sich selber zurück.

Was gibt es noch in diesem Buch? Ich stelle Ihnen *fortgeschrittene Pranayamas* (atemkontrollierende Übungen) vor, da das Beherrschen der Yogiatmung eine Voraussetzung ist, um höhere Pranayama-Konzentrationstechniken zu erlernen. Der Abschnitt «Das Mysterium: Prana» wird Ihnen helfen, die Zielrichtung und Bedeutung der Pranayamas zu erkennen.

Ich stelle Ihnen die *schönsten Yogasitze* vor, in denen der Geist sich am leichtesten kontrollieren läßt: den Weisen-Sitz (Siddhasana) und den Lotus-Sitz (Padmasana). In der Originalform sind sie wegen der erforderlichen Streckung für viele Übende nur schwer einzunehmen. Die leichte Form aber, die ich erkläre und demonstriere, werden Sie ohne große Probleme erlernen können.

Der Hatha-Yoga, wie er in meinen Büchern vorgestellt wird, ist besonders geeignet, den höheren Raja-Yoga (königlicher Yoga) vorzubereiten. Nicht nur, weil ich bei allen Übungen auf die Atemführung so großen Wert lege, sondern weil ich auch das wichtigste psychische Zentrum (Ajna Chakra) in theoretischer Form erläutere und viele Übungen aufgenommen habe, die dieses Zentrum anregen. Ob man nun versuchen will, den Raja-Yoga zu erreichen oder nicht, die Konzentrationsbemühungen in dieses Zentrum hinein werden auf alle Fälle die psychische Gesundheit stärken.

Die meisten Körper- und Atemübungen, die ich in diesem Buch vorstelle, sind ziemlich schwierig. Bitte verlangen Sie deshalb nicht von sich, alle Übungen, auch die schwierigsten, unbedingt perfekt bringen zu wollen. Hier geht es nicht um Leistung um jeden Preis, sondern um Ihre Fähigkeit, sich selbst zu erkennen. Das heißt für Ihre Körperübungen, sich mit Ihrer individuellen Streckgrenze zufrieden zu geben, auch wenn die Übung objektiv gesehen weniger gut aussieht. Denn eine Überstreckung strengt nicht nur an, sondern macht Atem und Herz unruhig, und Sie werden nach solchen Anstrengungen nicht entspannt und energiegeladen, sondern nervös und abgespannt sein.

Versuchen Sie also *mit innerem Erleben* Ihre Übungen auszuführen. So wird die gleiche Körperübung Ihnen allmählich immer mehr Erlebniskraft vermitteln. Die Streckung wird sich verbessern, und Sie werden sich bei der Übung immer wohler fühlen.

Auch eine äußerlich gesehen wunderschöne Körperübung beweist noch keinen Fortschritt bei den Asanas, dann nämlich nicht, wenn die Übung mit unruhigen Augen, zitternd und hektisch atmend ausgeführt wird. Sie sollten also immer Ihre körperlichen Möglichkeiten berücksichtigen.

Versuchen Sie zu erreichen, daß Ihnen alle Übungsanweisungen und Regeln nach und nach völlig selbstverständlich werden. Und üben Sie regelmäßig, die Zeit arbeitet für Sie.

I. Die Asanas

Einführung

Sie werden inzwischen sicher herausgefunden haben, welche Körperübungen Ihnen besonders guttun; durch dieses Buch lernen Sie eine Reihe von neuen, auch anspruchsvolleren Übungen kennen.

Bei jeder neuen Körperübung sollten Sie mit der Ein- oder Ausatmung in die Vollstreckung gehen, dort 1 Sekunde verbleiben und schließlich die Stellung auflösend in die Ausgangsposition zurückkehren.

Wenn Sie nun in dieser Art die Asanas praktizieren und weiterentwickeln, wenn die Übung zunehmend leichter fällt und von einem angenehmen Gefühl begleitet wird, kann die *Verfeinerung* beginnen.

Das bedeutet: Man kann die Körperübungen erst voll auch im Sinn einer «Verinnerlichung» ausschöpfen, wenn man länger und ohne Schwierigkeiten *in der Vollstreckung oder dynamischen Phase* verbleiben kann.

Deshalb gilt generell und für alle Übungen in der *Standposition:*

Sie gehen mit der *Ausatmung in die Streckung*. In der Vollstreckung verbleiben Sie 1 Sekunde, indem Sie den Atem anhalten. Nach dieser Sekunde Atemhalt lassen Sie den Atem los, das heißt, Sie überlassen den Atem sich selbst und beginnen ihn zu beobachten. Wenn Sie den Atem in der Vollstreckung oder dynamischen Phase beobachten, können Sie ihn als kurze ein- und ausgehende Atemzüge wahrnehmen. Die Bauchdecke hebt und senkt sich nur leicht.

Bleiben Sie anfangs etwa 5 bis 6 Sekunden (später länger) *atembeobachtend* in der dynamischen Phase.

Ist die dynamische Phase oder die individuelle Streckgrenze einer Körperübung aber erreicht, lockern Sie die Körperspannung oder Streckung ein wenig. Die dynamische Phase einer Körperübung soll in der *Atembeobachtung* erlebt werden und nicht etwa durch ständige Streckverbesserungen unruhig gemacht werden.

Sobald die ersten Anzeichen wie Zittern o. ä. Ihnen deutlich machen, daß Ihnen die Übung unangenehm wird, gehen Sie nach einer kurzen Ausatmung mit der darauffolgenden «kurzen» Einatmung in die Ausgangsposition des Asanas zurück.

Während dieser Rückkehr wird der kurze Atem verlängert, da Sie *langsam* die Stellung auflösen.

Bisher sind wir davon ausgegangen, daß Sie mit der *Ausatmung* in die Streckung gehen und dann die Streckung mit der Einatmung auflösen und in die Ausgangsposition zurückkommen.

Nun gibt es aber auch Körperübungen wie z. B. die *Asanas aus der Bauchlage,* bei denen Sie mit der *Einatmung* in die Streckung gehen. Dann gilt für die Auflösung natürlich entsprechend: Sie gehen nach einer kurzen Einatmung mit der darauffolgenden kurzen *Ausatmung* in die Ausgangsposition zurück.

Versuchen Sie immer wieder, diese Atemführung praktisch umzusetzen. Das wird auf Anhieb kaum gelingen. Haben Sie Geduld und Ausdauer! Die notwendige Mühe lohnt sich ganz bestimmt. Bald wird es Ihnen ganz automatisch und ohne viel Nachdenken gelingen.

Lassen Sie sich von bestimmten Asanas nicht entmutigen, nur weil Ihnen die eine oder andere Stellung schwerfällt. Hatha-Yoga ist keine Akrobatik, Sie werden bestimmt andere Stellungen finden, die Sie mühelos entwickeln können.

Die objektiv schwierigsten Stellungen sind nicht immer die physisch-psychisch heilwirksamsten. Mit einer einfachen Asana kann man gleiche, wenn nicht bessere Resultate erzielen.

In den Hatha-Yoga-Schriften steht geschrieben, daß der große Yogi *Shiva* 8400000 Asanas entwickelte, aber in der *Shiva-Samhita* (um 1700 verfaßt) spricht man von 84 Hauptstellungen, währenddessen sich die *Gheranda-Samhita* mit 32 Stellungen beschäftigt. An den meisten Hatha-Yoga-Schulen in Europa und Indien werden etwa 350 bis 400 verschiedene Stellungen praktiziert. Natürlich unterscheiden sich da viele Stellungen nur durch kleine Variationen. Die beeindruckend hohe Zahl von 8 400 000 wird verständlich, wenn man bedenkt, daß an sich jede angenommene Haltung, sei es stehend, sitzend oder liegend letzten Endes eine unentwickelte Asana ohne Atemregelung und ohne Bewußtseinslenkung darstellt.

Sie werden also bestimmt Ihre individuellen Lieblingsasanas in diesem Buch finden!

Asanas aus der Bauchlage

Die Hund-Stellung (Svanasana)

Svana heißt Hund. Sie stellen einen Hund dar, der seinen Körper gestreckt und seinen Kopf aufgerichtet hält, als ob er eine Witterung aufnehmen würde.

Diese Stellung ähnelt der Kobra-Stellung, nur geht man hier höher, so daß sich Hüfte und Knie vom Boden abheben und das Körpergewicht nur von den Händen und Füßen getragen wird.

Ausführung:

1) Sie nehmen die Bauchlage ein und legen die Stirn auf den Boden. Strecken Sie die Beine aus, und halten Sie die Füße etwa 40 cm weit auseinander.
Setzen Sie die Hände, Handflächen nach unten, in Bauchnabelhöhe auf. Die Finger weisen gespreizt zur Seite.

2) Atmen Sie auf ha ... ha ... ha ... aus.
Jetzt heben Sie mit der Einatmung den Kopf in den Nacken, ziehen die Gesäßmuskeln zusammen und gehen weiter einatmend höher, bis sich die Hüfte und Knie vom Boden heben.
Nun wird der Körper nur von den

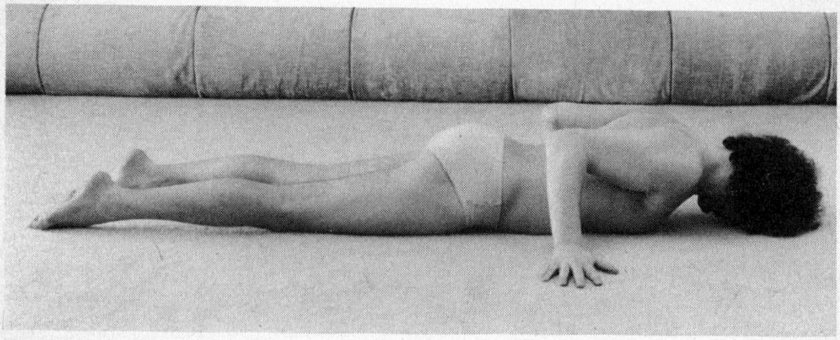

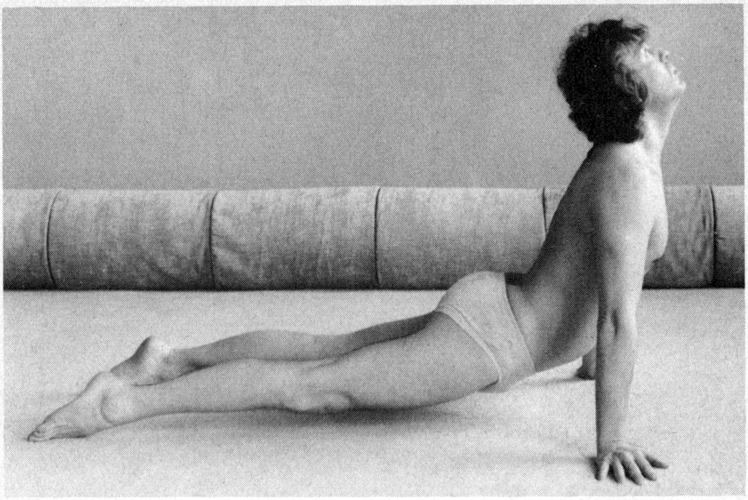

Händen und Füßen getragen. Legen Sie die Füße auf den Fußspann auf!

3) Halten Sie 1 Sekunde den Atem an. Dann – den Atem beobachtend – verbleiben, jedoch höchstens 5 bis 6 Sekunden.

4) Lösen Sie mit der Ausatmung langsam die Stellung auf. Beim Heruntergehen bleibt der Kopf leicht im Nacken. Als erstes berühren die Knie den Boden, dann die Oberschenkel, der Bauch, die Brust, die Kinnspitze, die Nasenspitze und zu guter Letzt die Stirn.

5) Wiederholen Sie die Übung.

Achtung:

Die Wirbelsäule wird wie in der Kobra-Stellung langsam durchgedrückt. Setzen Sie keine ruckartigen Bewegungen an!

Die Konzentration während der Übung gilt der Wirbelsäule.

Heilwirkung:

Eine optimale Kräftigung der Wirbelsäule. Eine Übung gegen Rücken- und Ischiasschmerzen. Heilwirkungen sonst wie in der Kobra-Stellung.

Die Bogen-Stellung (Dhanurasana)

Dhanu heißt Bogen. Durch diese Übung wird der Körper wie Bogen und Sehne gespannt. Diese Übung ist von höherem Schwierigkeitsgrad.

Ausführung

I. Variation

1) Nehmen Sie die Bauchlage ein. Umfassen Sie ruhig mit der rechten Hand das rechte Fußgelenk und mit der linken Hand das linke Fußgelenk. Bitte gehen Sie nicht ruckartig und gewaltsam vor!

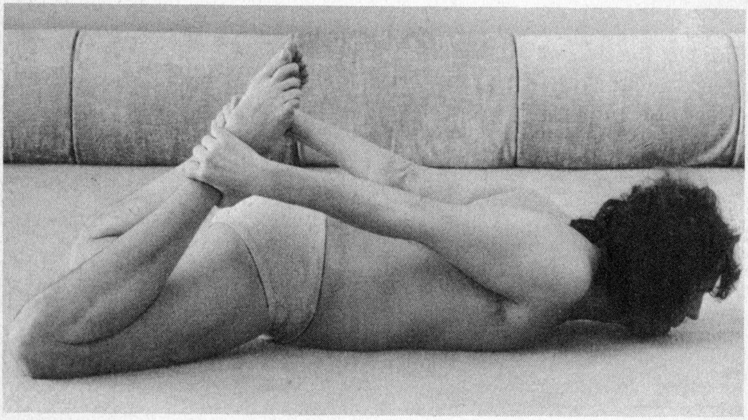

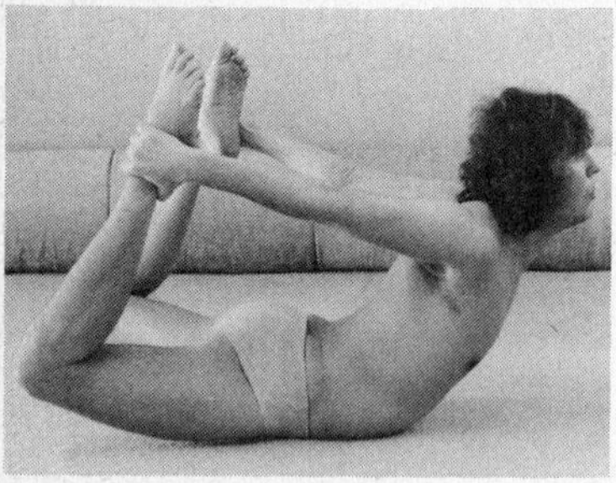

2) Atmen Sie auf ha...ha...ha... aus.
Jetzt nehmen Sie mit der Einatmung Kopf, Brust und Schultern langsam hoch. Sie halten die Schulterblätter zusammen und richten die Knie zur Seite. (So hat der Körper die Form eines gespannten Bogens.)

3) Halten Sie in dieser dynamischen Phase oder Vollstreckung den Atem 1 Sekunde an. Dann – den Atem beobachtend – verbleiben, beim ersten Versuch nicht länger als 5 bis 6 Sekunden.

4) Gehen Sie gleichmäßig und langsam ausatmend in die Ausgangsposition zurück.

5) Wiederholen Sie die Übung.

II. Variation

1) Wenn Sie die Bogenstellung, wie in Variation I, Phase 2) beschrieben, mühelos einnehmen können, sollten Sie versuchen (diese Bogenform beibehaltend) zu «schaukeln».

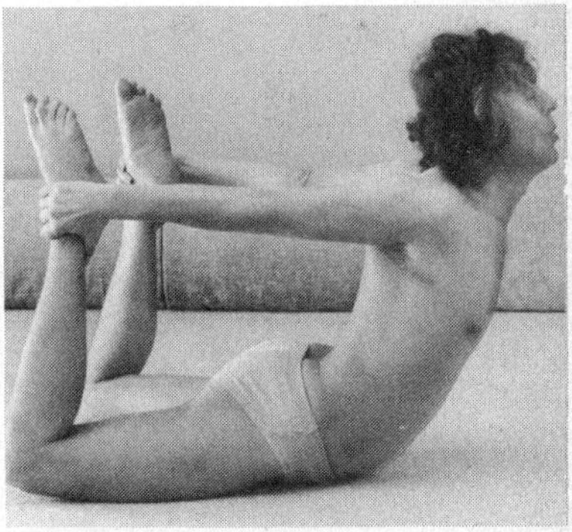

Nach vorne schaukelnd kurz einatmen, nach hinten schaukelnd kurz ausatmen, um übermäßiges Atemhalten zu vermeiden.

2) Schaukeln Sie dreimal hin und her.

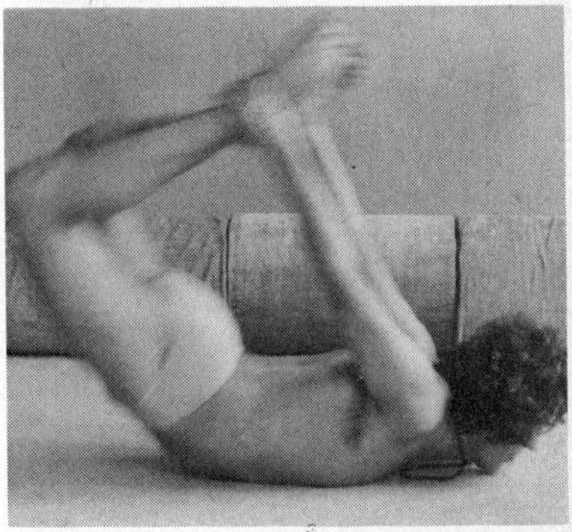

Wenn die Bogen-Stellung Ihnen Schwierigkeiten macht, wird Ihnen die folgende vorbereitende Übung helfen:

Ausführung:

1) Heben Sie statt beider Beine erst einmal ein Bein in die Streckung! Sie liegen also auf der rechten Körperseite und umfassen mit der linken Hand das linke Fußgelenk.
Und jetzt spannen Sie allmählich den Bogen an, indem Sie das linke Bein in die Bogensteckung versetzen.

2) Anschließend machen Sie die gleiche Übung mit dem anderen Bein.

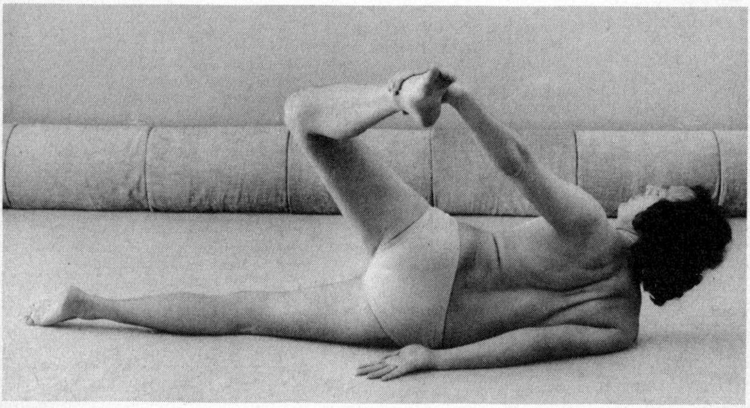

Achtung:

In die Bogen-Stellung sollten Sie sich nicht gewaltsam drücken. Gehen Sie anfangs nur wenige Zentimeter hoch. Geben Sie sich damit zufrieden. Vielleicht schaffen Sie morgen die Streckung schon ein bißchen weiter.

Wenn Sie die Bogen-Stellung erreicht haben und die angenehm belebende Wirkung verspüren, dann versuchen Sie die Aufmerksamkeit während dieser Übung auf den Solarplexus, also zum Bauchraum hin, zu lenken. Von diesem Zentrum aus sollten Sie das Gleichgewicht entstehen lassen.

Bitte verbleiben Sie in der dynamischen Phase dieser Übung nur dann länger, wenn Sie die Streckung ohne große Mühe erreichen und die angenehm belebende Wirkung der Übung wirklich empfinden.

Heilwirkung:

Die Bogen-Stellung ist eine starke Übung, die den Körper biegsam und schlank erhält. Die Wirbelsäule wird geschmeidig; sie wird rückbeugend gestreckt, eine gute vorbeugende Übung für die Biegsamkeit nach hinten, die bei zunehmendem Alter nachläßt. Die Bauchmuskulatur wird gestärkt. Der Solarplexus wird aktiviert; die Potenz kann gesteigert und Menstruationsstörungen gelindert werden. Die Funktion von Schilddrüsen und Adrenalinsystem wird angeregt.

Die Pfau-Stellung (Mayurasana)

Mayura heißt Pfau. Die Stellung soll an einen radschlagenden Pfau erinnern. Sie ist schwierig und nicht für jeden geeignet.

I. Variation: Geringer Schwierigkeitsgrad

Ausführung:

1) Sie knien sich auf den Boden und halten dabei die Knie leicht auseinander. Sie setzen die Hände unter dem Bauch nahe beieinander auf, mit nach unten gerichteten Handflächen. Die Finger weisen etwas nach außen in Richtung der Füße.
Jetzt setzen Sie den Kopf behutsam auf die Decke auf und stützen den Bauch mit den Ellbogen ab.

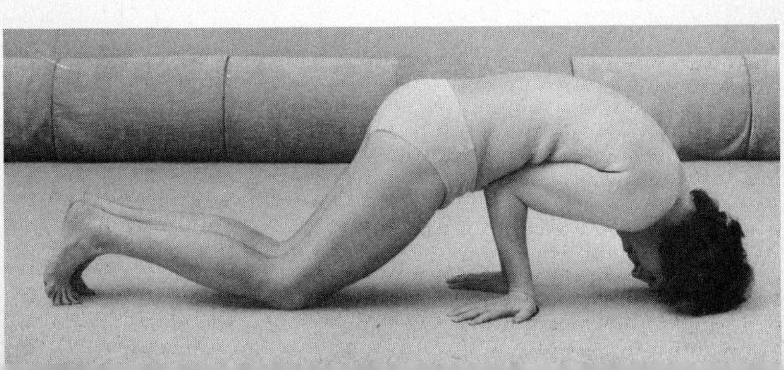

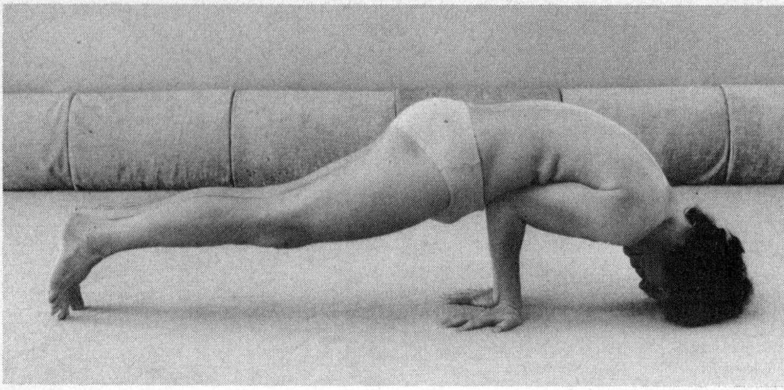

Strecken Sie die Beine.
Verlagern Sie dabei nicht das ganze Gewicht auf den Kopf, sondern verteilen Sie es gleichmäßig auf Kopf, Hände und Zehenspitzen!

2) Atmen Sie auf ha...ha...ha... aus.
Jetzt übertragen Sie allmählich das Körpergewicht auf Handgelenke und Hände.
Sie heben erst das eine, dann das andere Bein vom Boden und halten dabei den Körper parallel zum Boden im Gleichgewicht.

3) Versuchen Sie so 2 Sekunden stehenzubleiben. Danach lösen Sie die Stellung allmählich auf.

4) Wiederholen Sie die Übung.

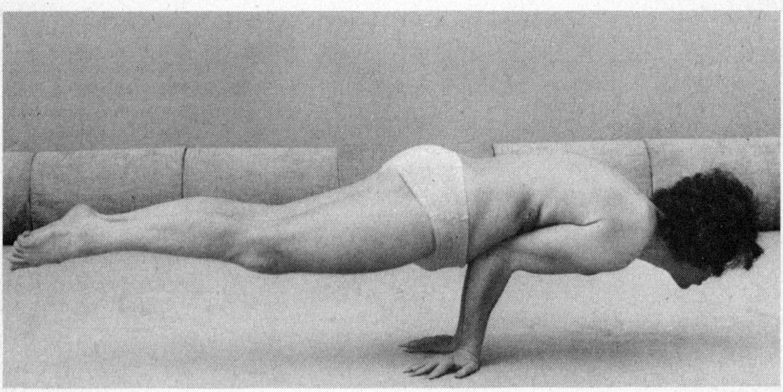

Achtung:

Grundvoraussetzung dafür, daß Sie in der dynamischen Phase der Pfau-Stellung länger verbleiben können, ist, daß Sie den Körper ruhig halten können.

Die Brust liegt auf der Rückseite der Oberarme auf. Pressen Sie die Oberarme nicht in die Rippen, sonst wird der Atem unruhig. Sie halten den Kopf leicht im Nacken, machen die Bauchdecke hart und schöpfen ganz verhalten Atem. Beim ersten Anzeichen von Körperzittern möglichst langsam die Stellung lösen.

Heilwirkung:

Ihr Gleichgewichtssinn wird entwickelt. Der Bauchraum wird vermehrt durchblutet, die Verdauung begünstigt, die Pankreasdrüse aktiviert. Arme, Handgelenke und Ellbogen werden gestärkt.

II. Variation: Höherer Schwierigkeitsgrad

Ausführung:

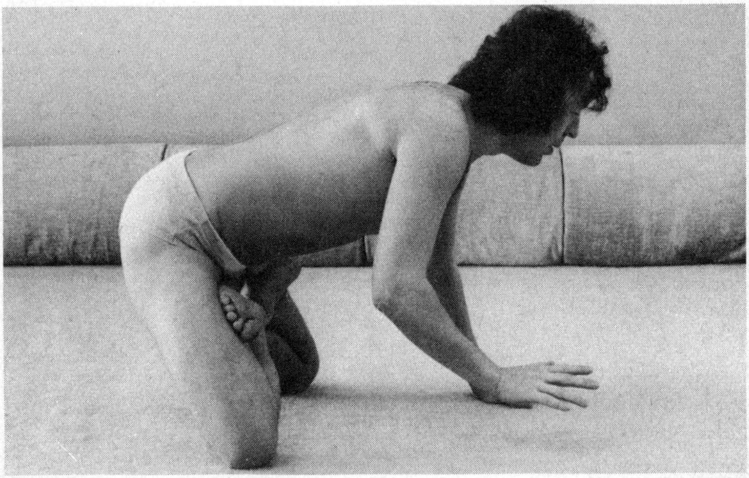

1) Nehmen Sie den Lotus-Sitz ein. (siehe Seite 73)

2) Erheben Sie sich aus dem Lotus-Sitz, indem Sie die Hände nach vorn aufsetzen.
Behutsam gehen Sie so weit nach vorne, bis Ihre Stirn auf der Decke aufliegt.
Jetzt versuchen Sie, die Ellbogen möglichst nahe beieinander unter dem Bauch anzulegen.

3) Atmen Sie auf ha, ha, ha aus.
Jetzt übertragen Sie allmählich das Körpergewicht auf die Handgelenke und Hände.
Versuchen Sie sanft mit den Knien vom Boden abzuheben und dann den Kopf hochzunehmen.
Versuchen Sie, das Gleichgewicht von den Handgelenken aus «einzupendeln».

4) Beim 1. Versuch 2 Sekunden verbleiben.

5) Lösen Sie die Pfau-Stellung auf, indem Sie den Körper zu den Knien absenken und allmählich in den Lotus-Sitz zurückkehren.

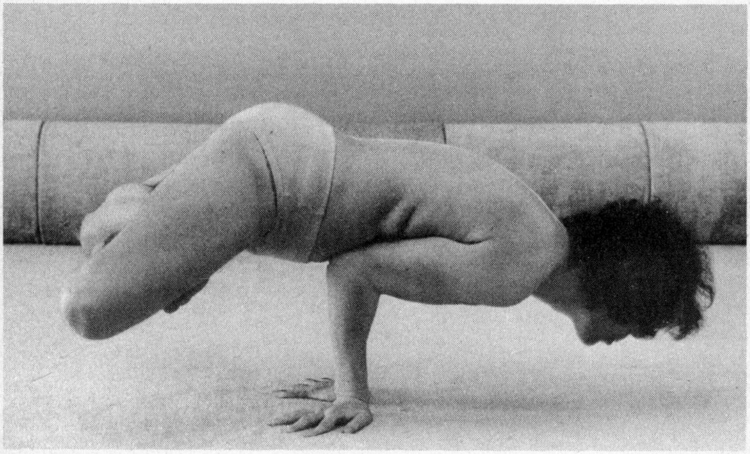

Heilwirkung:

Wie bei der I. Variation. Zusätzlich: Die Pfau-Stellung aus dem Lotus-Sitz verstärkt die Bauchdurchblutung, da, durch die Lotus-Stellung bedingt, weniger Blut bis zu den Füßen hin fließt.

Asana aus der Rückenlage

Die Windbefreier-Stellung (Pavanamuktasana)

Pavana heißt Wind und Mukta Befreiung. Wer stark unter Blähungen leidet, weiß, daß das über längere Zeit unnatürliche Zurückhalten von Verdauungsgasen sowohl zu Gesundheitsschäden als auch zur nachlassenden Konzentrationsfähigkeit führt.

Diese Übung hilft Ihnen, sich von quälenden Blähungen zu befreien.

I. Variation: Mit dem rechten Knie (Daksinapada)

Ausführung:

1) Nehmen Sie die Rückenlage ein und strecken die Beine aus. Legen Sie den Hinterkopf entspannt auf und richten Sie das Kinn etwas nach oben.
Mit der Einatmung umfassen Sie nun das rechte Knie mit gefalteten Händen und heben es hoch. Ziehen Sie das rechte Knie soweit wie möglich an, und drücken Sie Ihr Kinn in Richtung Brustbein. Das Gesäß muß dabei vom Boden hochkommen. Richten Sie gleichzeitig Kopf und Oberkörper etwas auf.

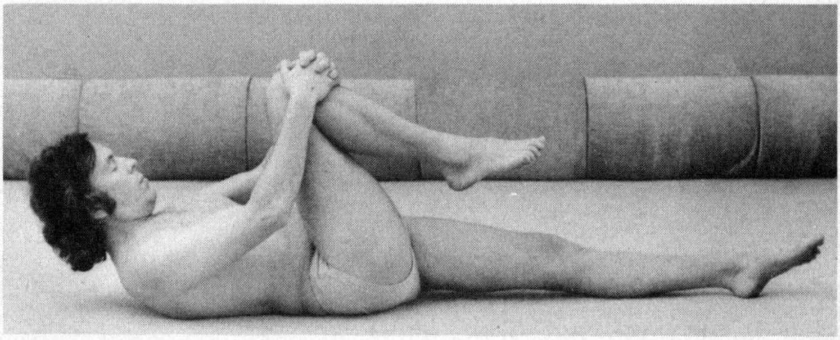

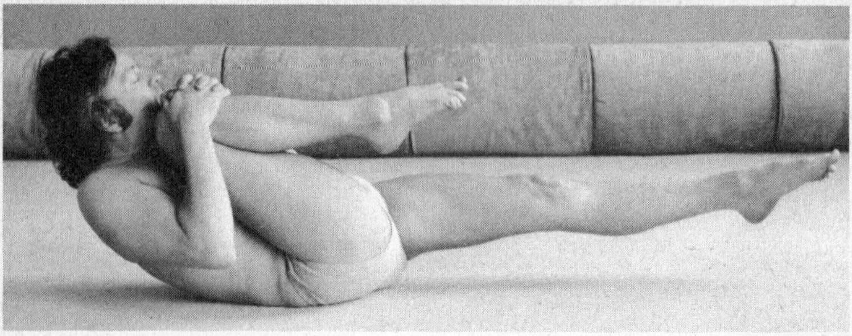

2) Versuchen Sie in dieser Lage möglichst ruhig zu verharren und dabei tief und natürlich zu atmen. Jetzt ziehen Sie die Afterschließmuskeln (Sphinkter) zusammen, also: schließen ... lösen ... schließen ... lösen etc. etc. Diese Kontraktion nennt der Yogi Asvini. Verbleiben Sie mehrere Sekunden in dieser Stellung.

3) Wiederholen Sie die Übung.

II. Variation: Mit dem linken Knie (Vamapada)

III. Variation: Mit beiden Knien

Ausführung:

1) Jetzt ziehen Sie beide Knie hoch. Die Knie sollen mit einer Umarmung gehalten werden und allmählich an den Brustkorb gedrückt werden.

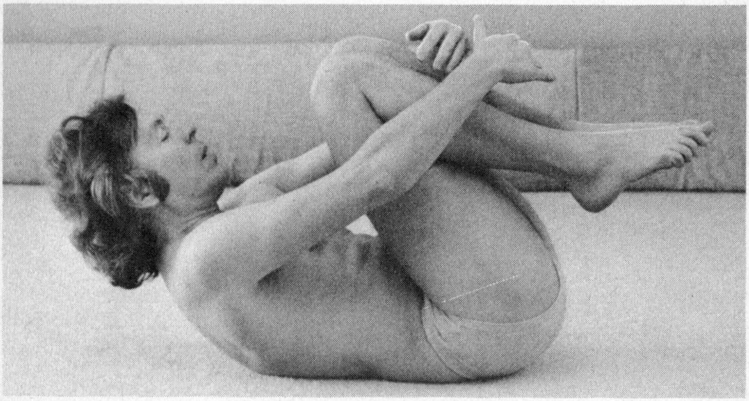

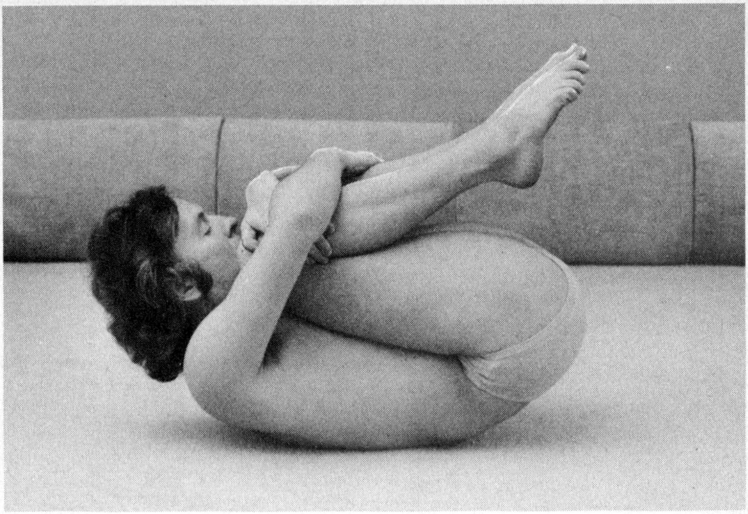

IV. Variation:

Alle drei Variationen hintereinander praktizieren (ohne die Kontraktion) und dabei in der dynamischen Phase – den Atem beobachtend – verbleiben.

Achtung:

Wenn Sie die Knie umarmen, umfaßt die rechte Hand die linke Wade und die linke Hand die rechte Wade. Oder aber Sie umfassen mit gefalteten Händen beide Knie.

Heilwirkung:

Die Muskulatur in der Hüftgegend wird gestrafft. Die Nerven der Steiß- und Kreuzbeingegend werden gekräftigt. Sie können sich von Blähungen befreien, gleichzeitig werden die Fortpflanzungsdrüsen aktiviert.

Asana aus der Standposition

Die Knie-Kuß-Stellung (Padahastasana)

Pada heißt Fuß und Hasta Hand. Diese Stellung ähnelt der Knie-Kuß-Stellung (Pachimottanasana), die liegend ausgeführt wird (siehe *Das rororo Yoga-Buch für Anfänger*, Seite 98 ff.).

Ausführung:

1) Stehen Sie aufrecht in einer geraden Kopf- und Wirbelsäulenhaltung. Die Füße stehen nahe beieinander, die Handflächen liegen leicht an den Oberschenkeln an.
Atmen Sie jetzt voll ein. Sie können frei in der Yogiatmung einatmen, also die Bauch-, Brust- und obere Atmung anwenden.

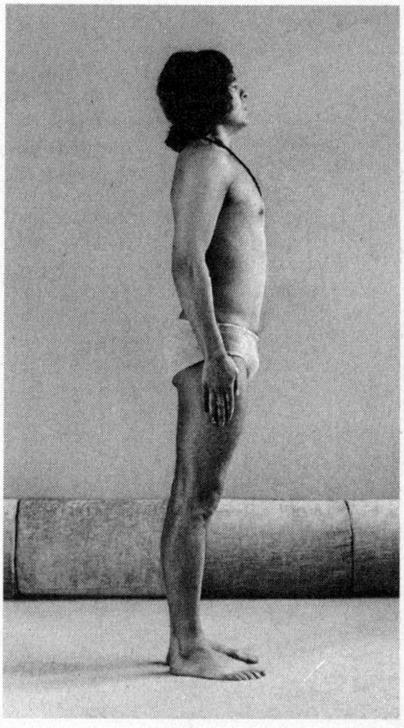

2) Dann atmen Sie aus und bewegen gleichzeitig Kopf und Oberkörper nach vorn.
Führen Sie die Hände kontrollierend an der Außenseite der Beine nach unten, bis beide Hände die Fersen umfassen.

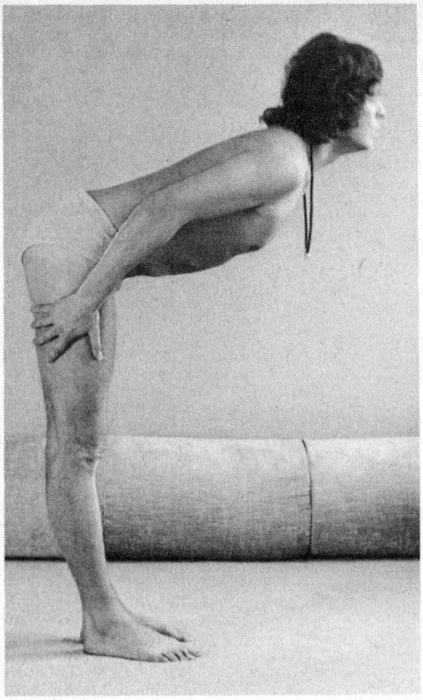

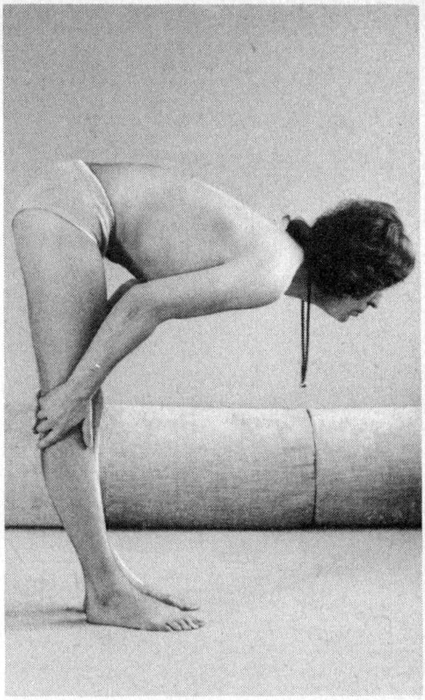

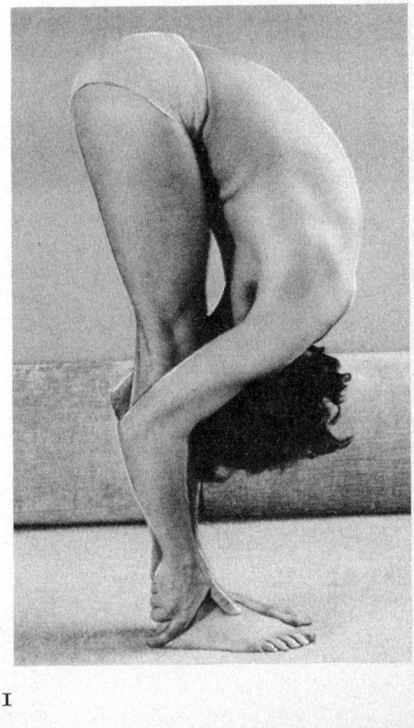

3) Halten Sie 1 Sekunde in dieser dynamischen Phase den Atem an. Dann – den Atem beobachtend – verbleiben, beim ersten Versuch etwa 5 bis 6 Sekunden.

4) Gehen Sie besonders langsam einatmend in die Ausgangsstellung zurück.

5) Ruhen Sie sich aus.

6) Dann wiederholen Sie die Übung.

Achtung:

Gehen Sie auch hier ganz locker vor! Versuchen Sie einfach nur Ihre Stirn in Richtung Knie und Beine zu führen. Sobald aber Kniekehle und/oder Beinmuskulatur schmerzt oder das Knie anfängt sich zu beugen, beenden Sie die Streckung.

Versuchen Sie das Kinn in Brustnähe zu halten, während Ihre Hände die Fersen oder Beine umfassen. Lockern Sie die Streckung etwas, um Ihre individuelle Streckgrenze zu finden.

Da das Gehirn in dieser Stellung vermehrt durchblutet wird, achten Sie bitte unbedingt auf ein allmähliches sanftes Zurückgehen.

Wenn Sie Ihre individuelle Streckgrenze erreicht haben, sollten Sie ganz ausgeatmet sein.

Heilwirkung:

Das Gehirn wird verstärkt durchblutet. Die Oberschenkelmuskulatur wird aktiviert, und der Rücken wird biegsamer.

Ansonsten dieselben Heilwirkungen, wie sie auch für die liegende Knie-Kuß-Stellung angegeben wurden.

Asanas in rückbeugender Bewegung

Die Fisch-Stellung (Matsyasana) in ihrer schwierigen Variation

Matsya heißt Fisch. Wenn Sie diese Stellung beherrschen, können Sie mühelos auf dem Wasser treiben. Ihr erweiterter Brustkorb läßt Sie noch mehr Luft aufnehmen und hält so den Körper erfolgreich über Wasser. Die Yogiatmung könnte hier eingesetzt werden. Selbstverständlich sollten Sie diese Asana erst auf dem Boden perfekt ausüben können, bevor Sie sie im nassen Element ausprobieren.

I. Variation: Geringer Schwierigkeitsgrad

siehe *Das rororo Yoga-Buch für Anfänger,* Seite 108 ff.

II. Variation: Höherer Schwierigkeitsgrad

Ausführung:

1) Sie nehmen den Padmasana-Lotus-Sitz (siehe Seite 73) ein. Atmen Sie auf ha...ha...ha... aus.

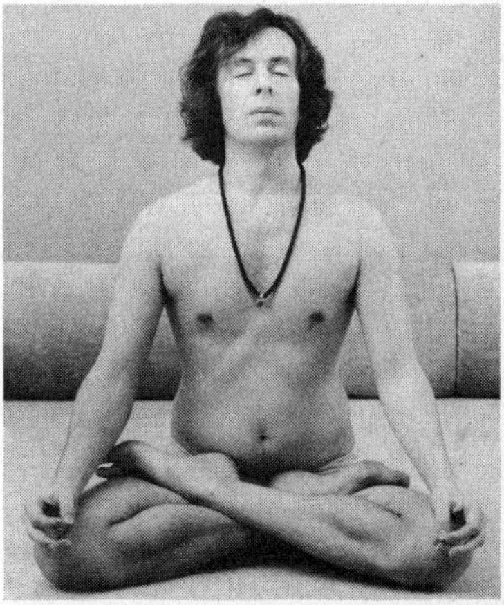

2) Mit Hilfe der Ellbogen beugen Sie sich nach hinten und legen den Scheitel des Kopfes auf den Boden auf. Der Brustkorb muß sich nach oben wölben, so daß der Rücken zu einem Bogen wird.

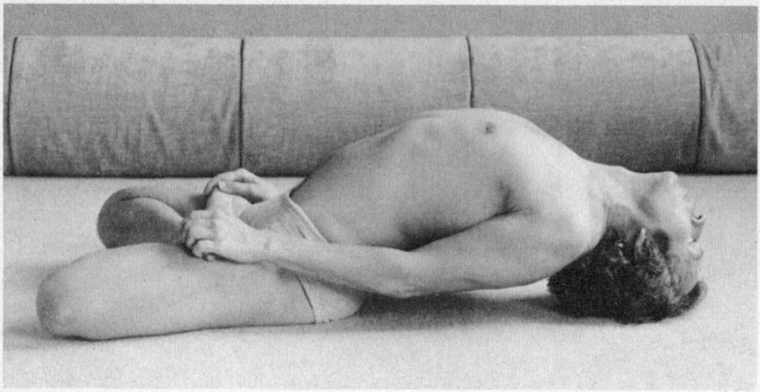

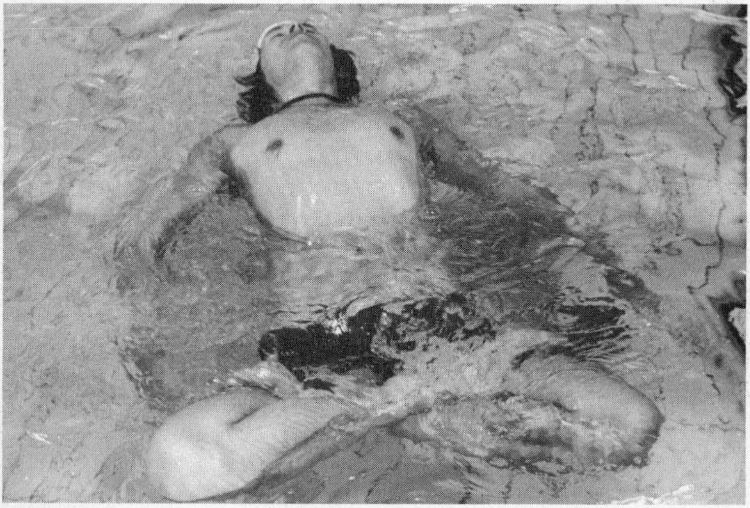

3) Versuchen Sie jetzt mit den Händen Ihre Zehen zu fassen.

4) Halten Sie 1 Sekunde in dieser Position den Atem an. Dann – den Atem beobachtend – verbleiben, anfangs 5 bis 6 Sekunden, später bis auf 15 Sekunden steigernd.

5) Kehren Sie ganz allmählich in die Ausgangsposition zurück.

6) Ruhen Sie sich aus, empfinden Sie die Wirkung.

7) Wiederholen Sie diese Übung.

Achtung:

Die einzelnen Übungsphasen sollten Sie sehr behutsam und langsam ausführen, ohne gewaltsames Rucken. Das gilt besonders für die Rückkehrphase in die Ausgangsposition (Phase 5).

Heilwirkung:

Rückbeugende Übungen aktivieren die Blutzirkulation und den Solarplexus. Die Wirbelsäule wird in dieser Asana stark nach hinten gebeugt, in eine eher ungewohnte Richtung, und so ihre Biegsamkeit besonders gefördert.

Die Fisch-Stellung wirkt gegen Hexenschuß und Hämorrhoiden, vertreibt leichte Halsschmerzen, leichten Schnupfen und leichte Nakkenverspannungen.

Die Rücken- und Brustmuskulatur wird gestärkt und der Brustkorbumfang erweitert.

Die Schilddrüse wird aktiviert.

Die Blitz-Stellung (Supta-Vajrasana)

Supta heißt sich hinlegen, und das geschieht bei dieser Übung aus dem Diamant-Sitz (Vajrasana) heraus. Die Blitz-Stellung wird auch Beckenstellung genannt, da der Körper vom Becken aus in die rückbeugende Bewegung geht.

Ausführung:

1) Sie nehmen den Diamant-Sitz ein (siehe *Das rororo Yoga-Buch für Anfänger*, Seite 124 ff.) und richten die Füße zur Seite, wobei die Knie etwas auseinander gehen.

Atmen Sie auf ha...ha...ha... aus.

Jetzt versuchen Sie, sich mit den Händen auf die Fußsohlen stützend, nach hinten rückzubeugen, bis der Hinterkopf und später die

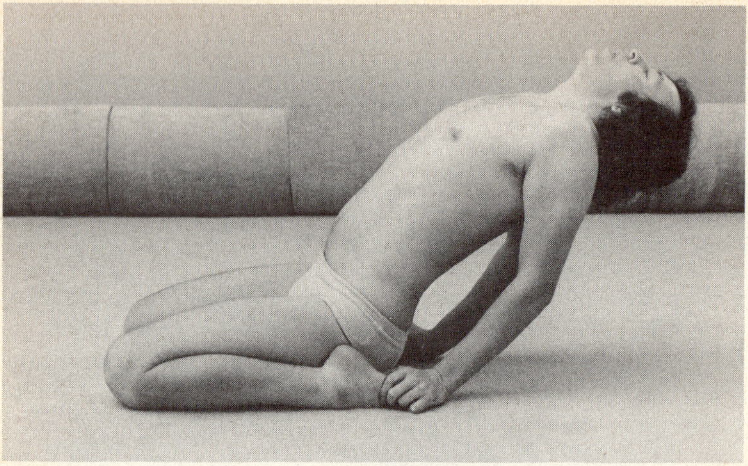

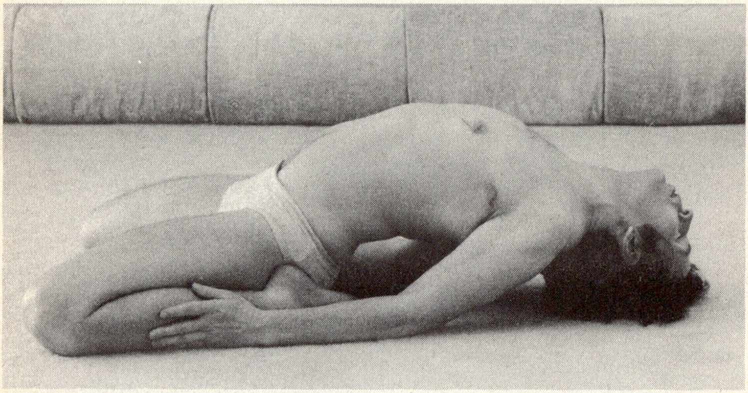

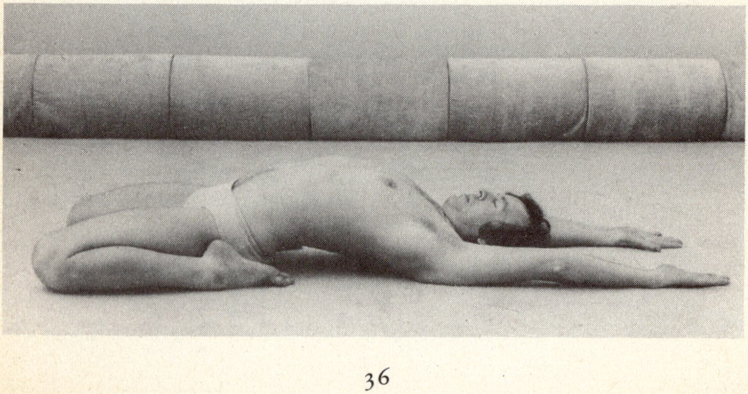

Schultern den Boden berühren. Darauf umfassen Sie mit den Händen die Waden.

2) Verbleiben Sie in dieser Streckung anfangs nur 2 Sekunden. Wenn Sie feststellen, daß Ihr Atem in der dynamischen Phase ganz ruhig ein und aus geht, dann können Sie bis zu 15 Sekunden in dieser Stellung verbleiben und Ihre Aufmerksamkeit in den Bauchraum (Solarplexus) schikken.

3) Atmen Sie wieder auf ha...ha...ha... aus und gehen Sie extrem langsam, die Hände abermals auf den Fußsohlen aufstützend, in die Ausgangsposition zurück.

4) Ruhen Sie sich aus, und spüren Sie die Wirkung dieser Übung.

5) Wiederholen Sie sie.

Achtung:

Sie können die Arme in der dynamischen Phase auch über den Kopf weg ausstrecken oder sie über der Brust gefaltet halten.

Gehen Sie sehr behutsam beim Rückbeugen vor. Die Oberschenkel- und Rückenmuskulatur wird Ihnen anfangs Widerstand entgegensetzen. Nach und nach aber werden Sie geschmeidiger! Suchen Sie Ihre Streckgrenze in der dynamischen Phase und machen Sie halt! Beim nächsten Versuch werden Sie schon etwas weiter kommen.

Heilwirkung:

Diese Übung kann man Menschen empfehlen, die zu Trägheit und ständiger Müdigkeit neigen. Wegen der stark anregenden Wirkung sollten eher nervöse Menschen nur kurz in der dynamischen Phase verbleiben. Die Muskulatur von Brustkorb, Oberschenkel und Rücken wird aktiviert und entwickelt, der Solarplexus gut durchblutet und belebt.

Asana aus der Sitzposition

Die Schaukel-Stellung (Dolasana)

Dola heißt Schaukel. Die Dolasana eignet sich vorzüglich dazu, die Wirbelsäule gesund und geschmeidig zu erhalten. Es ist eine Gleichgewichtsübung. Im Hatha-Yoga heißt ein Lehrsatz: «Das Gleichgewicht in den Asanas wird das Gleichgewicht im Leben verstärken!»

Mit dieser Übung kann man alle Schwierigkeiten förmlich wegschaukeln! Die Konzentration in dieser Übung gilt dem möglichst langsamen Abrollen der einzelnen Wirbelkörper Ihrer Wirbelsäule.

I. Variation: geringer Schwierigkeitsgrad

Ausführung:

1) Sie setzen sich hin und überkreuzen die Füße. Mit der rechten Hand umfassen Sie die linke Fußspitze und mit der linken Hand die rechte Fußspitze.

Jetzt heben Sie die Fersen vom Boden ab und versuchen, nur auf dem Steißbein sitzend, zu balancieren. Entwickeln Sie das Gleichgewicht vom Steißbein her.

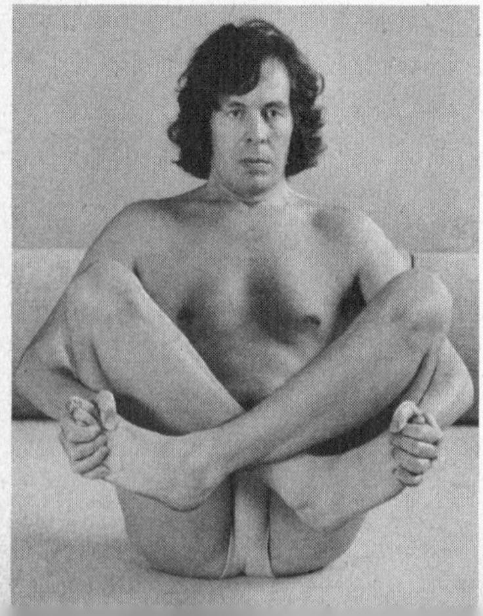

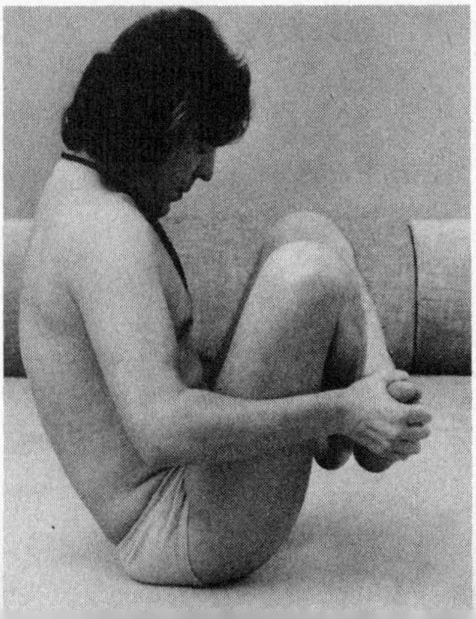

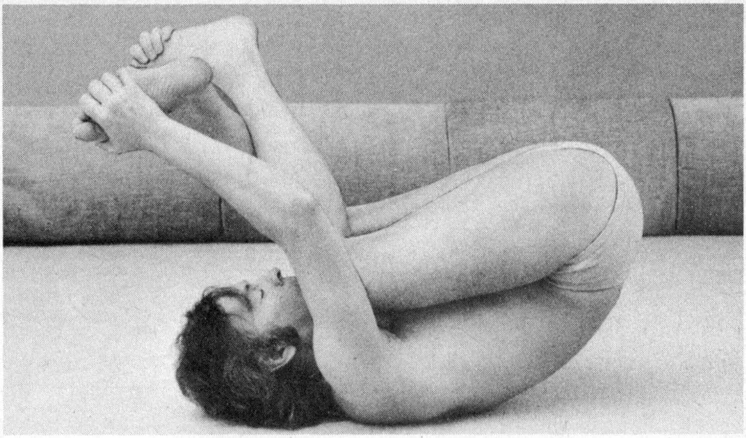

2) Sie atmen kurz ein. Dann atmen Sie aus und rollen langsam und konzentriert die Wirbelsäule vom Steißbein bis zum Halswirbel ab.
Bitte achten Sie darauf, daß Ihr Rücken beim Abrollen rund ist und Sie das Kinn in Brustnähe halten!

3) Rollen Sie soweit ab, bis die Zehenspitzen den Boden berühren. Je langsamer Ihnen das gelingt, desto besser ist es für die Wirbelsäule.
In der dynamischen Phase halten Sie 1 Sekunde den Atem an. Dann verbleiben Sie – den Atem beobachtend – mehrere Sekunden in

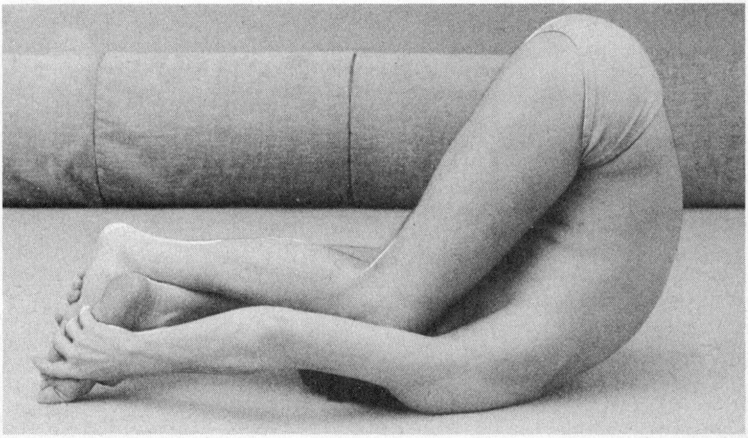

dieser Stellung, später bis zu 30 Sekunden.

4) Jetzt atmen Sie ein und rollen dabei langsam wieder zurück in die Sitzposition. Dieses langsame Aufrichten ist der schwierigste Teil der Übung. Wenn Sie sich darauf konzentrieren, Kopf und Oberkörper aufzurichten, wird es Ihnen leichter fallen.

5) Wiederholen Sie die Übung zweimal.

Achtung:

Falls Sie Schwierigkeiten haben sollten, versuchen Sie die Übung erst schneller und dann immer langsamer auszuführen, bis Ihre Bewegungen im Zeitlupentempo ablaufen.

Ziel dieser Übung ist, daß Sie bewußt mit Ihrer Wirbelsäule arbeiten können. Eine Beziehung zu der eigenen Wirbelsäule aufzubauen heißt, sie auch im physischen Sinne erfühlen zu können. Sie trägt alle Last. Fühlen Sie ihre Kraft!

In der Vollstreckung 3) suchen Sie Ihre individuelle Streckgrenze. Der Fuß muß also nicht unbedingt den Boden berühren. Das Kinn wird zum Brustbein hin bewegt, damit die Nackenmuskulatur sich strecken kann. Auch hier mit Sorgfalt die Streckgrenze ermitteln.

II. Variation: höherer Schwierigkeitsgrad

Hier kommt es darauf an, die Wirbelsäule in der *Schräglage* abzurollen. Eine leichte Schräglage wird während des ganzen Abschaukelns beibehalten.

Ausführung:

1) Bitte nehmen Sie, wie in der I. Variation, 1) erklärt, die Schaukel-Stellung ein, mit dem Unterschied, daß Sie nun auf dem Steißbein balancieren und den Körper in die Schräglage bringen. Nur ein wenig den Körper in die Schräge geben, Kopf und Knie etwas zur Seite halten. Sie sollten also ganz bewußt daran denken, daß Sie die Wirbelsäule in der Schräglage abrollen. Alles weitere läuft ab, wie in der I. Variation erklärt.

Achtung:

Die Übung muß vom Gleichgewichtsgefühl her aufgebaut werden. Sie müssen fühlbar wahrnehmen, wie Sie die Wirbelsäule in der Schräglage abrollen. Wenn Sie beim Schaukeln den Fuß nach rechts oder links ziehen würden, würden Sie aus der «Bahn geworfen» werden.

Heilwirkung:

Die Schaukel-Stellung belebt und erfrischt und vertreibt schlechte Laune. Probleme lassen sich förmlich «wegschaukeln».

Der Gleichgewichtssinn wird entwickelt.

Die Wirbelsäule wird gekräftigt, eine ideale Übung gegen Rückenschmerzen.

Umgekehrte Asanas

Normalerweise sitzt oder steht ein Mensch, und sein Herz muß, entgegen dem Gesetz der Erdanziehung, das Blut hoch ins Gehirn pumpen, denn eine ausreichende Durchblutung des Gehirns ist für uns Menschen lebenswichtig. Das Gehirn wird ebenso wie das Herz pausenlos gefordert, und unser aktives Tun ist abhängig von der lückenlosen Funktionsfähigkeit dieser beiden «Dynamos». Der Wert der umgekehrten Stellungen wie etwa Kerze oder Kopf-Stand liegt deshalb darin, daß das Blut diesmal im Einklang mit der Gravitation mühelos zum Gehirn fließen kann. Die vermehrte Durchblutung erhält und stärkt die Funktionsfähigkeit des Gehirns.

Unmittelbar vor Konzentrations- und Meditationsübungen sollten Sie eine umgekehrte Stellung praktizieren. Dadurch können Sie einen Feind der Konzentration, die phlegmatische Stimmung (Tamas genannt), ausschalten.

Achtung:

Die umgekehrten Stellungen können bei zu hohem oder zu niedrigem Blutdruck unangenehm bis gefährlich werden. Falls sich Ihr Kreislauf durch regelmäßige Körper- und Atemübungen aber allmählich reguliert und kräftigt, können Sie sich auch mit den umgekehrten Stellungen in der Reihenfolge Kerze, Pflug-Stellung und Kopf-Stand beschäftigen.

Die Kerzen-Stellung (Sarvangasana)

Sarva heißt vollständig und Anga Körper. Wenn der Kopf-Stand der Kaiser der Asanas genannt wird, so kann man Sarvangasana mit Fug und Recht als den König bezeichnen. Nach Yoga-Sanskritschriften wird hier der ganze Körper (Gesamtmechanismus) positiv beinflußt.

Ausführung:

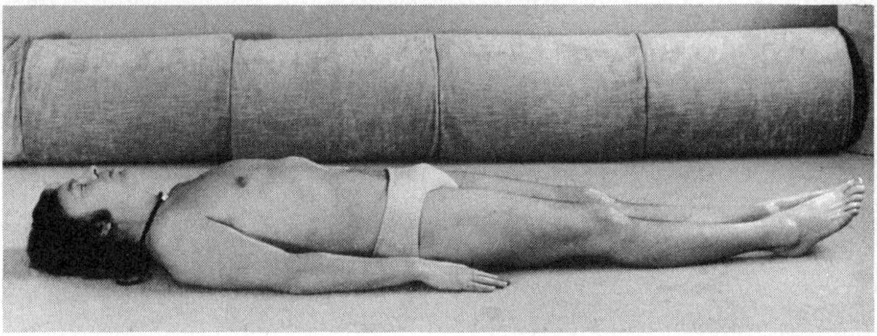

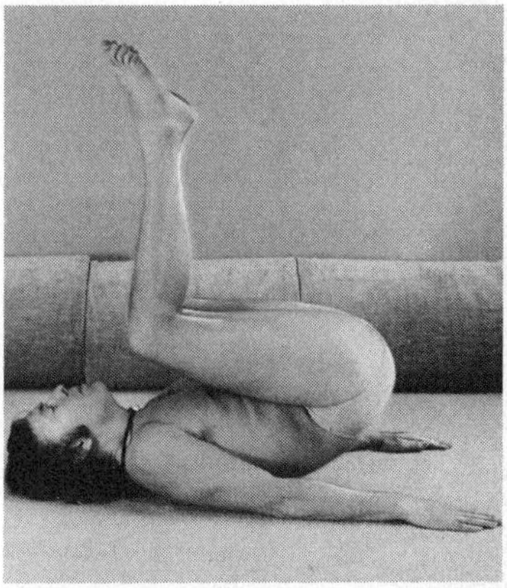

1) Sie nehmen die Rückenlage ein und halten die Arme parallel zum Körper. (Handflächen nach unten.) Sie strecken die Beine aus und halten die Füße zusammen.

2) Atmen Sie langsam ein, und beugen Sie dabei die Knie. Führen Sie jetzt die Knie zur Brust. Wenn das Gesäß sich hebt, halten Sie kurz inne.

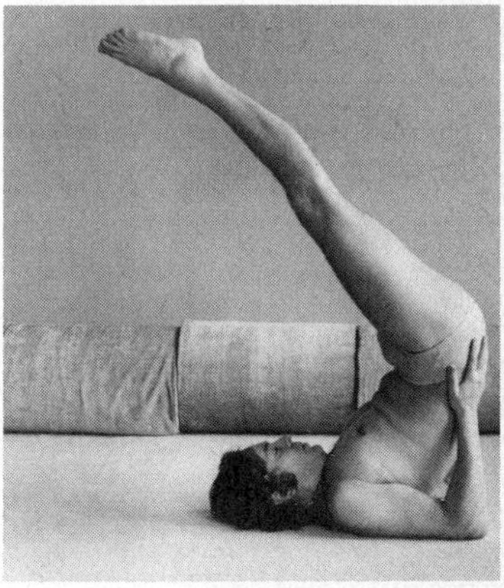

3) Spannen Sie die Gesäßmuskulatur und drücken Sie beim Ausatmen die Hüfte hoch. Die Hände unterstützen, seitlich umfassend, die Hüften. Legen Sie die Ellbogen auf den Boden auf.

4) Drücken Sie den Rumpf, weiter ausatmend, höher und höher. Die Hände unterstützen den Körper und helfen mit, die vertikale Lage zu erreichen. Beine und Füße sind jetzt gestreckt.

5) Nur der Hinterkopf, der Nakken, die Oberarme und die Schulterpartie berühren den Boden. Strecken Sie die Nacken- und Halsmuskulatur so gut es geht. Bleiben Sie (ruhig atmend) in dieser Stellung und drücken Sie Ihr Kinn behutsam gegen das Brustbein (Sternum).

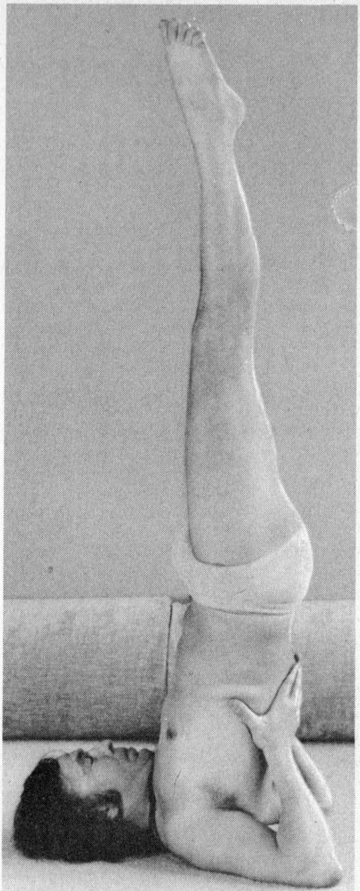

6) Sie können allmählich, bei regelmäßigem Üben, immer länger in dieser Stellung verharren, etwa bis fünf Minuten.

7) Lösen Sie ganz allmählich die Stellung auf. Zerstören Sie die Kerze nicht durch schnelles Abfallen, denn damit würden Sie die Tiefenwirkung dieser Übung stark reduzieren. Also, senken Sie ganz langsam, mit der Einatmung, die Knie zur Brust hin. Achten Sie darauf, daß die Füße gestreckt und zusammen bleiben. Mit der Ausatmung dann rollen Sie die Wirbelsäule, Wirbel um Wirbel, ab.
Zuletzt strecken Sie die Beine und erreichen damit die Ausgangsposition.

8) Machen Sie jetzt eine längere, intensive Pause, damit Sie Ihrem Kreislauf Gelegenheit geben können, sich wieder zu normalisieren. Genießen Sie die wohltuende Wirkung der Sarvangasana!

9) Wiederholen Sie die Übung.

Achtung:

Praktizieren Sie die Kerze (auch Schulterstand genannt) möglichst als harmonischen Bewegungsablauf in der richtigen Atemführung.

Suchen Sie auch hier wieder Ihre individuelle Streckgrenze, auch wenn Ihre Kerze anfänglich eher einem schiefen Baum ähnelt. Die Fähigkeit, das Kinn auf das Brustbein gedrückt zu halten, wird Ihnen später beim Pranayama-Üben und der damit verbundenen Übung Jalandhara-Bandha (Kinnverschluß) zugute kommen. Verbleiben Sie in der Kerze mit ganz natürlicher Atmung. Das wird ganz automatisch, wie auch beim Kopfstand, eine gesunde Bauchatmung sein.

Wenn Sie ohne Schwierigkeiten in Phase 6) ruhig atmend verbleiben können, dann können Sie noch folgende Übungsvariation ausprobieren: Legen Sie in der Phase 6) die Hände langsam auf die Oberschenkel, und versuchen Sie das Gleichgewicht nur mit den Schultern zu halten.

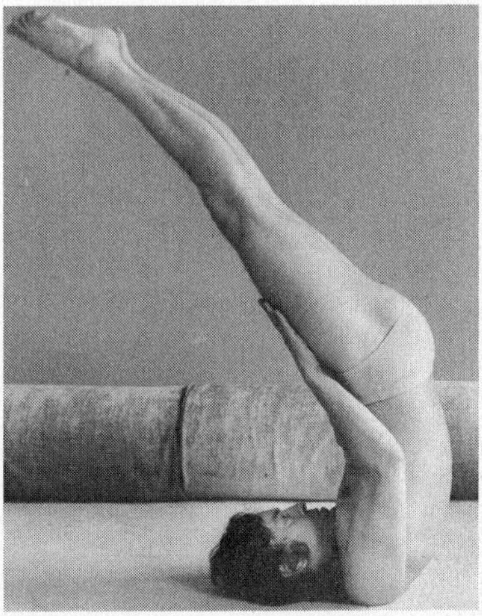

Heilwirkung:

Der Körper bleibt straff und elastisch. Da die Kerze den Gesamtmechanismus positiv beeinflußt, ist diese Übung gut geeignet, die physische und psychische Gesundheit zu festigen.

Bronchien und Bauchorgane werden gut durchblutet. Die endokrinen Drüsen, besonders Schilddrüse und Nebenschilddrüse, werden in ihrer Funktion reguliert. Die Kerze entlastet die Adern der unteren Körperhälfte und ist deshalb oft einsetzbar gegen Krampfadern und Hämorrhoiden. Die vermehrte Gehirndurchblutung wirkt sich positiv auf die Sehkraft aus.

Die Pflug-Stellung (Halasana)

Hala heißt Pflug; Ihr Körper wird – mit viel Phantasie – in dieser Stellung den Umrissen eines Pfluges ähneln.

Ausführung:

1) Nehmen Sie die Rückenlage ein. Strecken Sie die Arme neben dem Körper aus, und richten Sie die Handflächen nach unten. Sie halten die Füße zusammen.

2) Sie gehen einatmend in die Halb-Kerze und führen dann, mit der Ausatmung, die gestreckten Beine und Füße über Ihren Kopf weiter nach hinten. Sie spüren, daß die Beine schwerer werden, und senken sie ab, bis die Zehen den Boden berühren. Die Hände bleiben unverändert liegen.

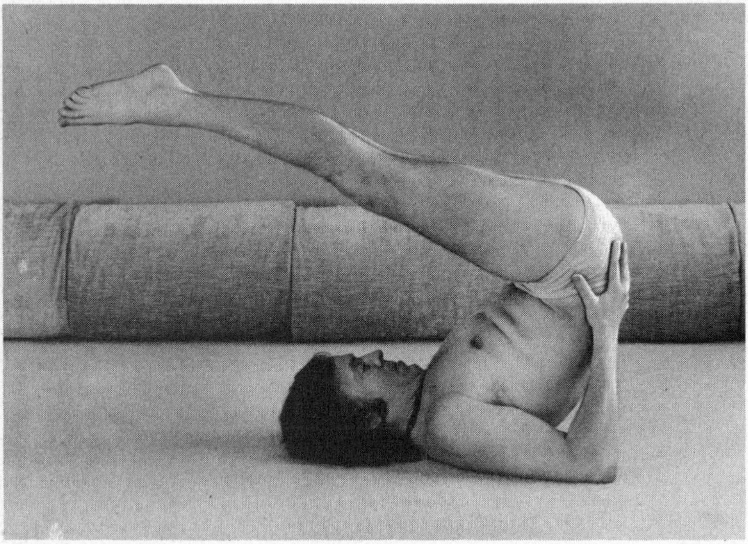

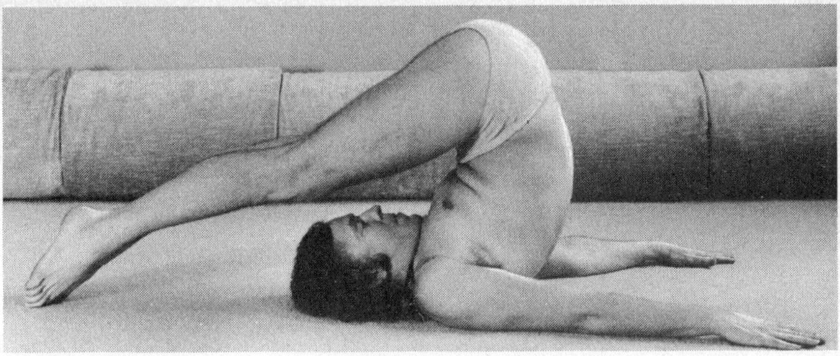

3) Sie halten ausgeatmet 1 Sekunde den Atem an und verbleiben dann – den Atem beobachtend – in dieser Stellung, anfangs 5 bis 6 Sekunden.

4) Gehen Sie allmählich in die Ausgangsposition zurück, indem Sie, mit der Einatmung, die Wirbelsäule vom Halswirbel bis zum Steißbein langsam abrollen. Dann senken Sie mit der Ausatmung die Beine bis zum Boden. (Die Knie können Sie auch beugen, um leichter eine fließende Bewegung zu erreichen.)

5) Wiederholen Sie diese Übung.

Wenn Sie die Pflug-Stellung wie oben beschrieben sicher beherrschen können, können Sie folgende Variationen versuchen:

I. Variation

Ausführung:

1) Sie gehen in die übliche Pflug-Stellung. Nun versuchen Sie die gestreckten Füße noch weiter nach hinten zu schieben, so daß das Kinn noch stärker gegen die Brust drückt und die Nackenmuskulatur sich streckt. Jetzt setzen Sie die Füße weit gespreizt auf und ergreifen mit den Händen die Fußspitzen.

2) Den Atem beobachtend verbleiben.

3) Gehen Sie dann langsam in die Ausgangsposition zurück.

4) Wiederholen Sie diese Übung.

(S. Abb. auf der folgenden Seite)

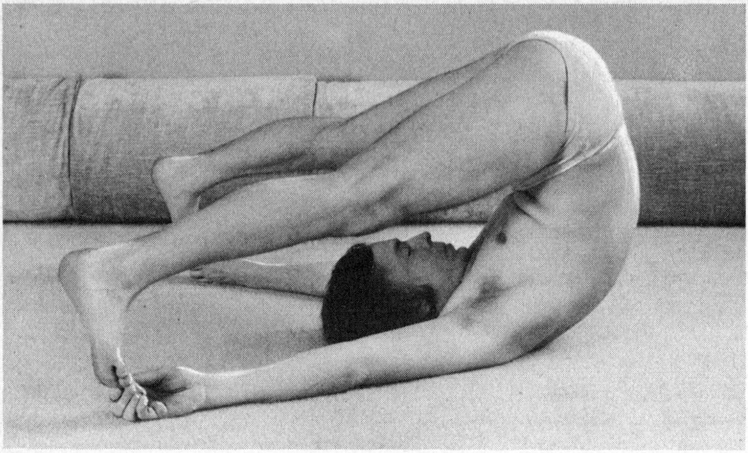

II. Variation

Ausführung:

1) Sie nehmen die Stellung der I. Variation ein.
Dann setzen Sie die Knie, über die Schultern hinweg, auf dem Boden auf.
Dann falten Sie Ihre Hände,

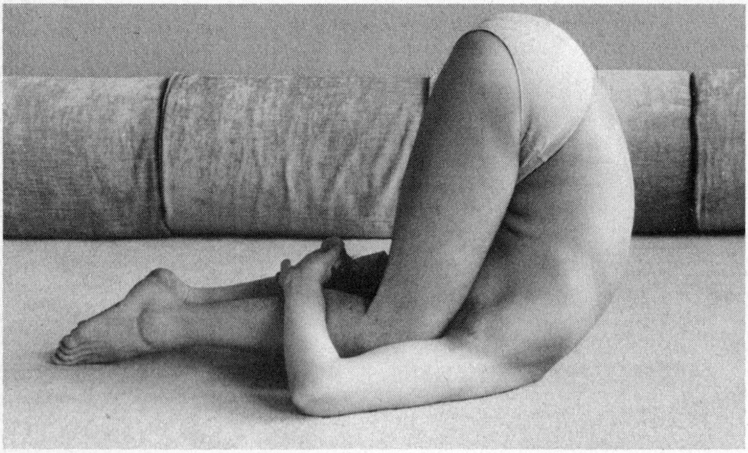

Handflächen nach oben, und lassen sie auf den Waden ruhen. Das Körpergewicht ist gleichmäßig auf Schultern, Hinterkopf, Nacken und Oberarmen verteilt.

2) Den Atem beobachtend verbleiben.

3) Gehen Sie langsam in die Ausgangsposition zurück.

4) Wiederholen Sie die Übung.

Achtung:

Bitte verwechseln Sie diese Variationen nicht mit einem Kraftakt, sondern tasten Sie sich langsam und gefühlvoll in die Streckung vor. Sie dürfen keine Schmerzen empfinden.

Versuchen Sie in der Pflug-Stellung und in den Variationen I und II 5 bis 6 Sekunden den Atem beobachtend zu verbleiben. Wenn Sie täglich üben, dann können Sie diese Verweilzeit allmählich bis zu 1 Minute erhöhen. Richten Sie sich ganz nach Ihrem eigenen Wohlbefinden. Lösen Sie die dynamische Phase ganz langsam auf, um die Wirkung dieser Übung nicht zu reduzieren. Nach umgekehrten Stellungen sollten Sie grundsätzlich lange pausieren, um die Übung einwirken zu lassen. Gehen Sie sorgsam mit Ihrem Kreislauf um, und geben Sie ihm immer wieder Gelegenheit, sich anzupassen.

Heilwirkung:

Die Bauchorgane werden massiert und vermehrt durchblutet. Die Bauchmuskeln stärken sich; schmerzende Blähungen treten nicht mehr auf. Die Wirbelsäule bleibt geschmeidig. Die Schilddrüsenfunktion wird angeregt. Rückenschmerzen können gelindert werden oder auch gänzlich verschwinden.

Die Nervenverbindungen entlang der Wirbelsäule werden durch die vermehrte Blutzufuhr regeneriert.

Der Kopf-Stand (Sirsasana)

Sirsa heißt Kopf. Der Kopf-Stand ist der «Kaiser der Asanas»; seine Heileffekte können gar nicht alle benannt werden. Er übt eine positive Wirkung auf den Gesamtorganismus aus. Das Gehirn wird vermehrt durchblutet; die Funktionsfähigkeit der endokrinen Drüsen, die die lebenswichtigen Hormone herstellen, wird aufrechterhalten. Die Gesundheit des Menschen und sein geistiges und körperliches Wachstum hängen wesentlich von der Hypophyse und der Zirbeldrüse ab. Funktionieren diese beiden Drüsen einwandfrei, wirkt sich das auch auf die anderen Drüsen positiv aus.

Kopf-Stand ist nicht gleich Kopf-Stand. Wer die Sirsasana erlernen möchte, der muß bestimmte Regeln einhalten, da sonst die Wirkung auch negativ ausfallen kann. So dürfen Menschen mit zu niedrigem oder zu hohem Blutdruck die umgekehrten Stellungen erst dann praktizieren, wenn sich der Kreislauf durch regelmäßigen Yoga, z. B. nach dem Erlernen des richtigen Atmens, normalisiert hat. Die erste Übung sollte die Halb-Kerze sein, dann erst sollten Sie die eigentliche Kerze, die Pflug-Stellung und zuletzt den Kopf-Stand versuchen. Falls Sie beim Erlernen des Kopf-Standes große Schwierigkeiten haben sollten, können Sie sich auf die Kerze beschränken, die etwa 70 Prozent der Wirkung des Kopf-Standes bringt.

Die Knochenlücken oder «Fontanellen» des Säuglings und Kleinkindes sind beim Erwachsenen geschlossen; da jedoch diese Stellen nach wie vor druckempfindlich bleiben, sollte das Körpergewicht beim Kopf-Stand primär von den Armen bzw. den Ellbogen getragen werden; der Kopf hat lediglich eine unterstützende Funktion.

Ich habe zahlreiche Schüler im Yoga kennengelernt, die den Kopf-Stand zwar gelernt hatten, ihn aber ungern ausführten. In den meisten Fällen hatten die Übenden das Gewicht dermaßen auf den Kopf verlagert, daß der Druck zum Schädeldach schmerzhaft zunahm. Außerdem wurde dadurch die Halswirbelsäule unnötig belastet. Kopfschmerzen und Verkrampfung in der Rücken- und Nackengegend können die Folgen sein. Nach der Korrigierung der Gewichtsverlagerung auf die Ellbogen trat jedoch bei den meisten das erfrischende, regenerierende Gefühl, das einen Kopf-Stand begleiten muß, ein.

Der Kopf-Stand stärkt den Gleichgewichtssinn des Menschen. Das natürliche Gleichgewicht finden Sie nicht, wenn die Übungsunterlage zu weich ist. Eine mehrfach gefaltete Decke fängt zwar den Druck auf das Schädeldach ab, verhindert aber die notwendige Standfestigkeit. In manchen indischen Yogazentren wird ein spezieller Stoffring verwendet, der weder zu weich noch zu hart ist. Dennoch sollte beim Kopf-Stand das Körpergewicht hauptsächlich auf die Arme und die Ellbogen verlagert werden, wobei der Kopf «hilft» mitzutragen. Denn der Kopf als geistiges Zentrum des physischen und psychischen Gleichgewichtsgefühls wird sich kaum (im positiven Sinn) beeinflussen lassen, wenn Sie ihn mit Ihrem ganzen Körpergewicht belasten.

Meditationslehrer wissen, daß der erfolgreich Meditierende im Konzentrationszustand des meditativen Erlebens wohl die Wirbelsäule leicht anlehnen darf, nicht aber den Kopf, denn dies würde seine Konzentration verschlechtern. Jemand, der übermüdet einschläft und nicht merkt, daß sein Kopf gegen die Bettwand drückt, sollte sich nicht über schlimme Träume wundern.

Wenn Sie nach – meist jahrelanger – Übung die geistig-körperliche Balance voll erreicht haben, werden Sie das Körpergewicht gefühlsmäßig richtig übertragen können. So wird eine zeitweilige, starke Gewichtsverlagerung zum Kopf hin, auch über Minuten, keine negativen Resultate zeigen. Dies gilt aber für den Fortgeschrittenen und nicht etwa für den Anfänger.

Die Fähigkeit den Gleichgewichtssinn so auszubilden, daß Sie schließlich absolut sicher dastehen, ist nicht nur von richtig ausgeführten Anweisungen abhängig, sondern auch von der Überwindung von Angstgedanken wie «Ich falle sicherlich um», «Das schaffe ich nie». Wenn Sie diese Gedanken überwunden haben werden, wird der Kopf-Stand zu einer Selbstverständlichkeit.

Kopf-Stand, Kerze, Halb-Kerze und Pflug-Stellung bringen bei regelmäßiger Übung eine Aktivierung auch der ungenutzten Gehirnzellen.

Im Yogasinne entwickeln besonders umgekehrte Stellungen *Sattwa*, Eigenschaften, die sich in der Zunahme von Harmonie, Reinheit und Lebensenergie ausdrücken. Jene Zunahme von Prana (Lebensenergie) im Gehirn macht den Menschen fried- und freudvoller. Das Gehirn ist mit einer Batterie vergleichbar, die bekanntlich auch schwächer werden kann. Alle umgekehrten Stellungen können diese lebenswichtige Batterie wieder aufladen.

Die Befürchtung, beim Kopf-Stand könnten Äderchen platzen, ist unbegründet. Im Gegenteil, die Elastizität der Äderchen wird erhöht.

Selbst gesunde ältere Menschen können den Kopf-Stand erlernen und spüren seine das Herz entlastende wohltuende Wirkung.

Selbstverständlich aber dürfen Yogainteressierte, die krank sind, nur nach Befragen ihres Arztes üben.

Generelle Übungsanweisungen

○ Anfangs sollten Sie sich getrost von jemandem Hilfestellung geben lassen. Er/sie sollte darauf achten, daß Ihr Körper eine gerade Linie bildet und nicht zur Seite, vornüber oder nach hinten kippt. Wichtig ist auch, daß Sie Ihren Kopf nicht schief halten, denn dadurch würde die Halswirbelsäule unnötig belastet.

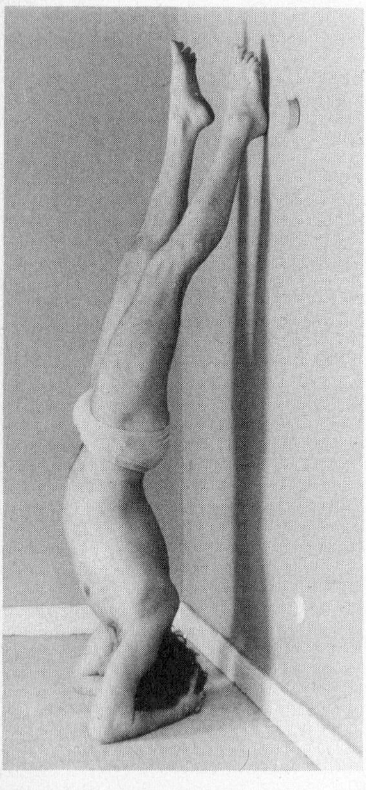

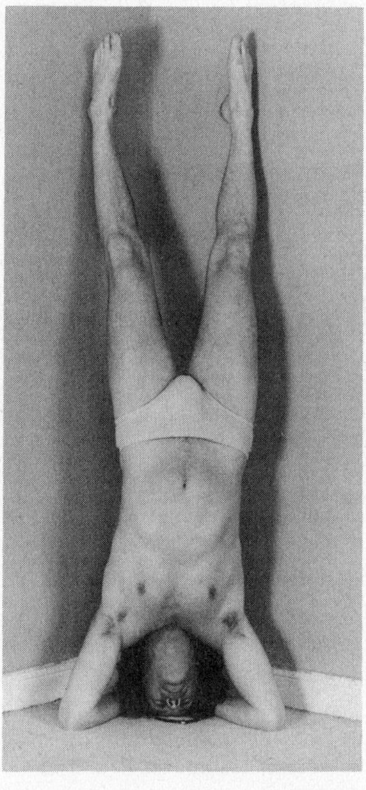

Wenn Sie allein üben müssen oder wollen, können Sie auch die *Wand* zu Hilfe nehmen. Setzen Sie den Kopf nicht mehr als 10 cm von der Wand entfernt auf, damit der Körper nicht überkippen kann und die Wirbelsäule vertikal bleibt. Wenn Sie sicher an der Wand stehen können, versuchen Sie sich allmählich mit den Zehenspitzen von der Wand «wegzutippen». Achten Sie darauf, daß in Ihrer Nähe keine sperrigen Gegenstände (Stühle, Tische etc.) stehen, an denen Sie sich beim Umfallen stoßen könnten.

○ Am besten beginnen Sie in einer *Wandecke*. Dort halten Hüfte und Fersen, die die Wände berühren, provisorisch die Balance. Sie sollten dann allmählich versuchen von der Stütze der Seitenwände unabhängig zu werden.

○ Ein *Umfallen* aus dem Kopf-Stand wird harmlos sein, wenn Sie daran denken, die Knie zu beugen und die Finger, die den Kopf umfassen, zu lösen. So wird die Decke Sie weich und abfedernd empfangen.

○ Setzen Sie die Ellbogen etwa in einem *Winkel von 90°* auf, um nicht vorzeitig abzukippen.

○ Wichtig ist, *wie Ihre Hände den Kopf umfassen*. Sie falten die Hände und öffnen die Finger derart, daß die Hände die Form einer Schale bilden. Ihre gefalteten Hände haben also eine den Kopf schützende und haltende Funktion. Sie setzen Ihren Kopf so in diese Schale, daß die gefalteten Finger den größten Teil Ihres Schädeldaches und die Daumen den Hinterkopf umfassen. Sie müssen im Kopf-Stand das Gefühl haben, daß Sie in dieser Schale den Kopf halten und kontrollieren können. Die Hände verstärken nicht nur die Blutzufuhr in Richtung Kopf, sondern auch die pranische Energiebewegung dorthin. Ein Kopf-Stand, bei dem der Kopf nicht mit den Händen in Berührung kommt, etwa wenn die Hände nur seitlich abstützen, hat eine geringere Heilwirkung.

Ausführung:

1) Knien Sie sich hin und setzen Sie die Ellbogen in einem Winkel von 90° auf. Halten Sie die Füße gestreckt und zusammen.
Falten Sie die Hände fest wie angegeben, und legen Sie den Kopf in die Schale.
Setzen Sie den Kopf nicht voll auf dem Scheitel auf der Übungsdecke auf, sondern auf die Stelle oberhalb der Stirn; der Schädeldachanfang oberhalb der Stirn liegt auf der Decke auf. Der Rest des Schädeldaches wird von der Fingerschale geschützt und gehalten.

2) Drücken Sie die Knie durch, daß sich die Beine strecken. Nun stehen Sie auf den Zehenspitzen.

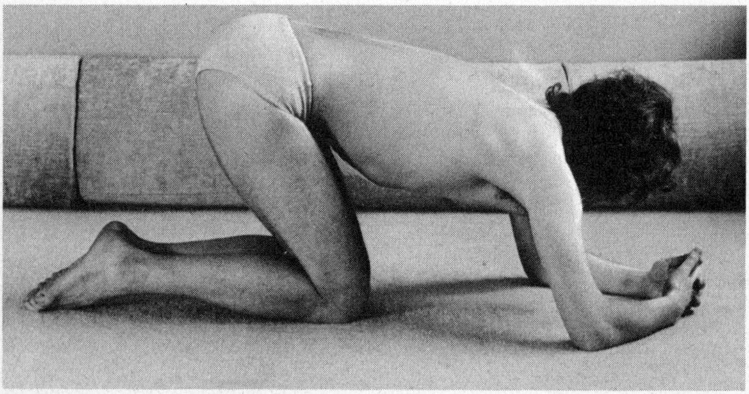

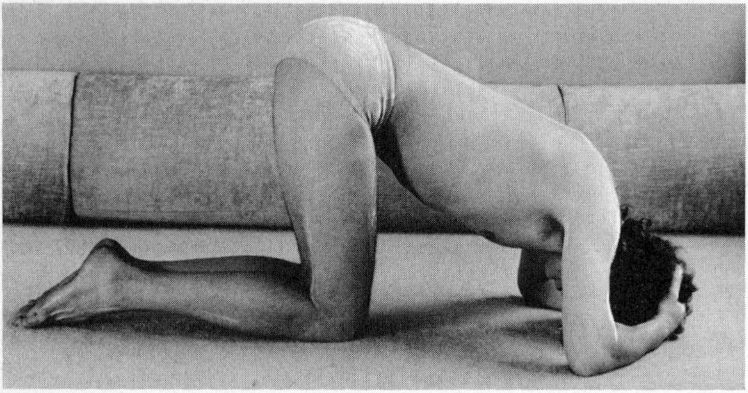

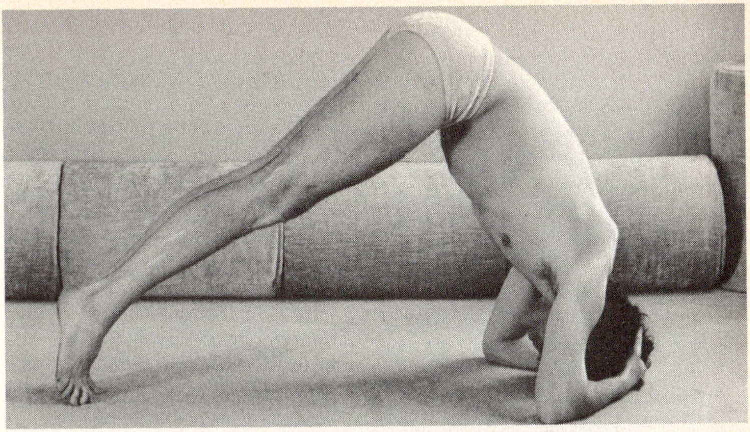

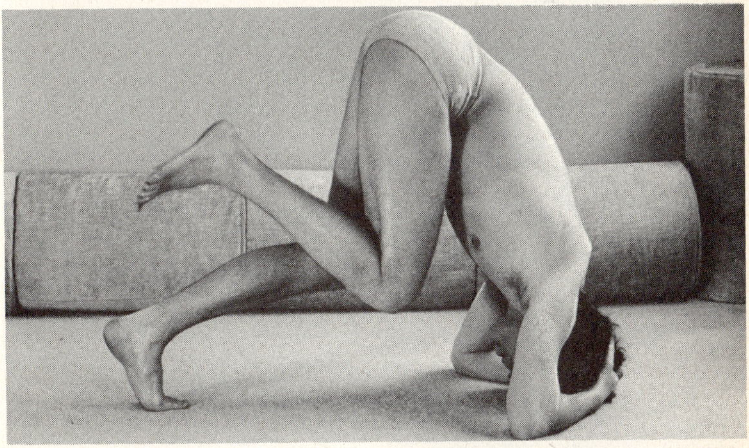

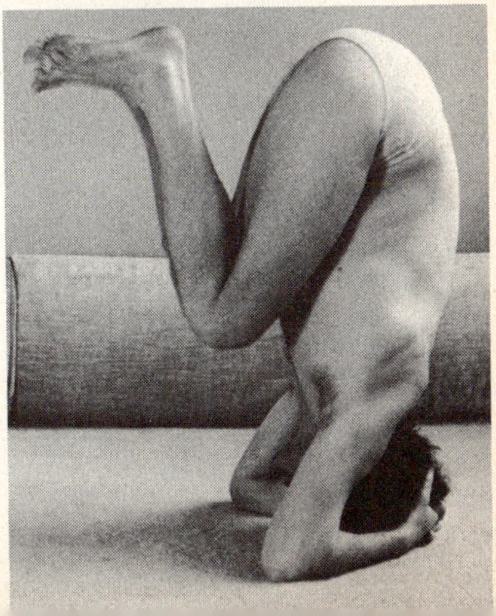

3) Atmen Sie auf ha...ha...ha... aus. Nun bringen Sie allmählich die Knie an den Oberkörper, indem Sie sich auf den Zehen nach vorne tasten. Sie können auch mit einem behutsamen Schwung die Knie an den Oberkörper ziehen.

4) Heben Sie allmählich die Beine vom Boden, und strecken Sie sie

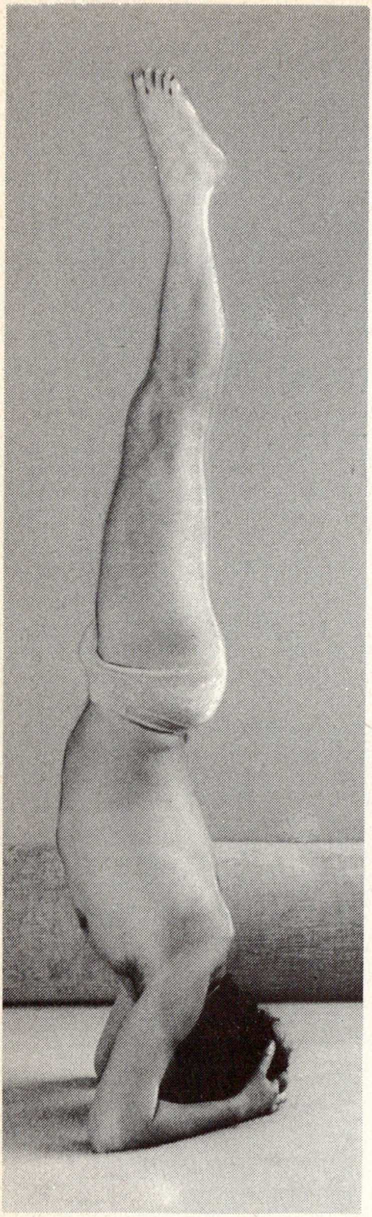

nach oben. Strecken Sie Füße und den ganzen Körper so, daß Ihre Wirbelsäulenhaltung ganz gerade ist.

5) Verbleiben Sie beim ersten Versuch nicht länger als 3 Sekunden in dieser Stellung. Atmen Sie ganz natürlich und ruhig. Falls Sie täglich üben, dann können Sie die Verweilphase allmählich steigern, immer 3 Sekunden mehr, bis Sie sogar Minuten erreichen. Ein

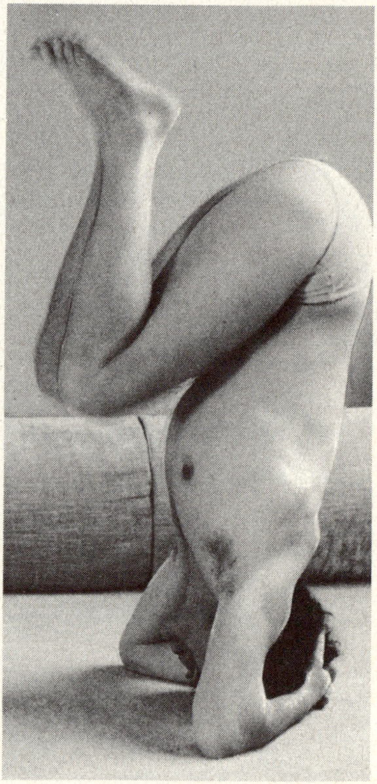

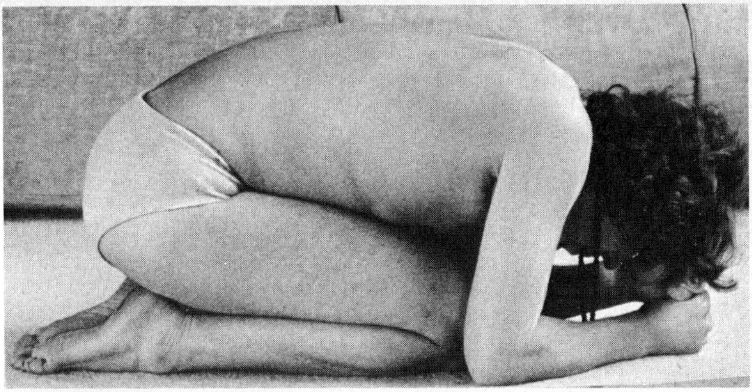

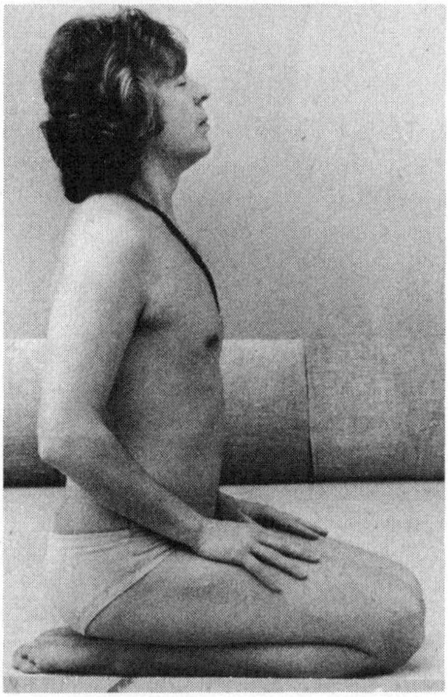

dreiminütiger Kopf-Stand wäre ein sehr beeindruckendes Ergebnis.
Auf dem Kopf stehend haben Sie automatisch eine gesunde, tiefe Bauchatmung. Beobachten Sie sich selbst!

6) Versuchen Sie, so langsam wie möglich nach unten zu gehen, um den Kopf-Stand aufzulösen. Beugen Sie erst die Knie, ehe Sie sie in Brustnähe bringen. Dann erst setzen Sie einen Fuß nach dem anderen auf den Boden auf.
Gehen Sie auf die Fersen sitzen, und setzen Sie die Fäuste übereinander auf der Decke auf. Legen Sie die Stirn auf die Fäuste.
Sehr wichtig ist, daß Sie in dieser Stellung *länger* anhalten. Der Kopf-Stand ist nämlich noch nicht zu Ende. Sie müssen dem Kreislauf Gelegenheit geben, sich zu normalisieren.
Atmen Sie natürlich, wie der Atem sich anbietet. Wenn Sie einen tiefen Atemzug nehmen müssen, dann tun Sie es auch! Machen Sie den Kopf-Stand und damit auch seine Heilwirkungen nicht zunichte, indem Sie ihn zu schnell auflösen oder nachher zu schnell aufstehen.

7) Wenn Sie sich beruhigt haben, können Sie sich mit der Einatmung langsam aufrichten, bleiben dann aber mit gerader Wirbelsäulen- und Kopfhaltung noch auf den Fersen sitzen. Öffnen Sie die Augen halb, schließen Sie sie wieder und lenken Sie Ihre Konzentration zum Ajna-Chakra (siehe Seite 77 ff) hin, denn dort soll die Wirkung des Kopf-Standes ausklingen.
Genießen Sie den «Kaiser der Asanas», lassen Sie ihn voll zur Entfaltung kommen. Sie sind jetzt ruhig, bereit und aufmerksam.

Heilwirkung:

Von allen umgekehrten Asanas wirkt der Kopf-Stand am stärksten auf die psychisch-physische Gesundheit ein. Die Gedächtnis- und Konzentrationskraft nimmt zu. Der Kopf-Stand vertreibt Gliederzittern und Übermüdung. Krankheiten, die mit dem Hals, der Nase, den Augen und Ohren zusammenhängen, können, sofern sie noch im Entstehen und nicht bereits voll ausgebrochen sind, geheilt werden. Im übrigen: siehe Heilwirkung der Kerzen-Stellung.

Sonstige Asanas

Die Hock-Stellung (Utkatasana)

Wer Asien bereiste, der hat sicher bemerkt, daß die Hock-Stellung dort schon von Kindheit an selbstverständlich ist. Die Menschen hocken zusammen, um sich miteinander zu unterhalten; sie lesen in dieser Haltung, Frauen verrichten ihre Küchenarbeit, Straßenhändler bringen ihre Waren an den Mann, und das alles hockenderweise.

Yogainteressierte, die einen klassischen Yogasitz erlernen wollen, sollten als Vorübung minutenlang in dieser Hock-Stellung bleiben; dadurch werden Muskeln, Sehnen, Bänder und Hüftmuskulatur derart gestreckt, daß die angestrebte Yogasitzposition leichter erreicht werden kann. Außerdem werden Verstopfungen und andere Verdauungsbeschwerden leicht behoben.

Ausführung:

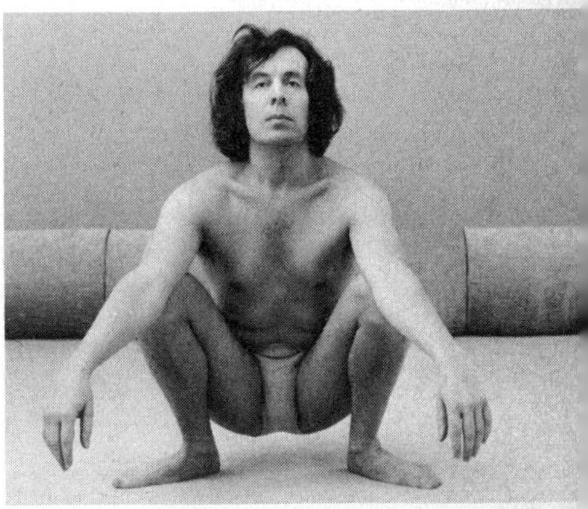

1) Stellen Sie sich aufrecht hin, die Füße auseinander (die Zehenspitzen weisen dabei zur Seite). Atmen Sie ein.

2) Mit der Ausatmung gehen Sie langsam nach unten in die Hock-Stellung. Der untere Teil der Oberarme ruht entspannt auf den Knien.

3) Sie sollten versuchen das Körpergewicht auf die Fersen zu übertragen, um möglichst entspannt hocken zu können. Sinnvoll ist, das Körpergewicht erst mal auf den einen Fuß und dann auf den anderen zu verlagern, bis Sie es schließlich auf beide Füße gleichmäßig verteilt haben.

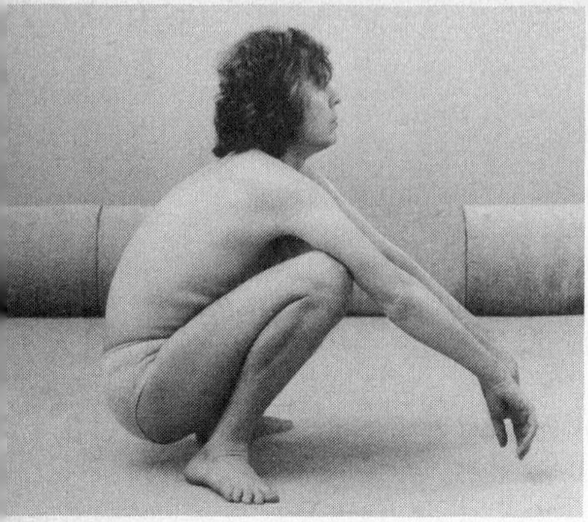

Sie können in dieser Hock-Stellung minutenlang verbleiben. Lenken Sie das Bewußtsein während des Hockens in den Bauchraum, nehmen Sie wahr, wie die Bauchdecke sich mit der Einatmung hebt und mit der Ausatmung senkt.

Heilwirkung:

Die Hock-Stellung ist ideal gegen Verdauungsbeschwerden und Trägheit des Darms. Die Bauchorgane werden gestärkt. Diese Sitzhaltung macht Sehnen und Glieder biegsam und geschmeidig.

Die Verbeugung (Yoga-Mudra)

Yoga heißt Vereinigung und Mudra Siegel. Im Yoga wird die Vereinigung mit dem höchsten Selbst angestrebt, das seine Entsprechung in jedem Menschen hat. Anschluß oder Vereinigung mit dem absoluten Selbst ist das Ziel. Je mehr man, auch durch körperliche Übungen, lernt, sich geistig vor dem absoluten Sein zu verbeugen, desto eher wird das «Siegel brechen», und man wird das Sein erkennen. Mudra hat in der verinnerlichten Ausführung eine tiefgreifende psychische Wirkung. Die Yoga-Mudra sollte besonders von Menschen praktiziert werden, die erkannt haben, daß sie unter ihrem eigenen übermäßigen Stolz leiden. Die Achtung sich selbst und jedem Menschen gegenüber, vor allem aber der Respekt vor einem höheren Selbst oder GOTT stärkt das innere Gleichgewicht.

I. Variation: geringer Schwierigkeitsgrad

Ausführung:

1) Sie setzen sich auf die Fersen in den Diamant-Sitz (Vajrasana) und richten dabei die Fersen zur Seite. Achten Sie auf eine gerade Kopf- und Wirbelsäulenhaltung. Umfassen Sie hinter Ihrem Rükken mit der rechten Hand das linke Handgelenk.
Atmen Sie jetzt in der Yogiatmung ein.

2) Mit der Ausatmung verbeugen Sie sich langsam nach vorn, bis die Stirn den Boden berührt. Versuchen Sie gleichzeitig auch die Arme – ausgehend von den Händen – nach vorne zu heben, so daß Sie die Schulterblätter zusammenziehen. Bestimmen Sie dabei Ihre Streckgrenze wieder selbst.

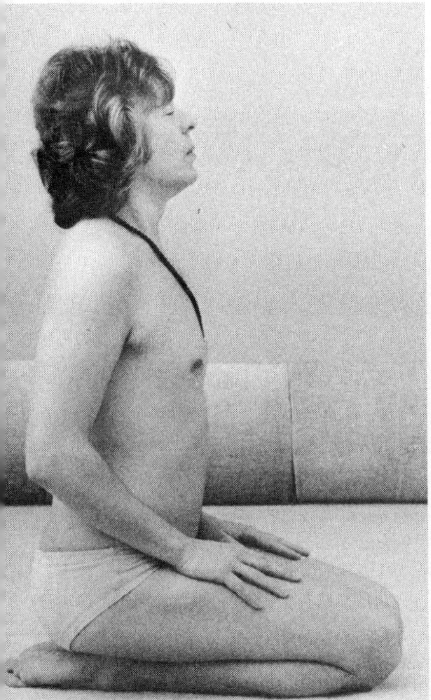

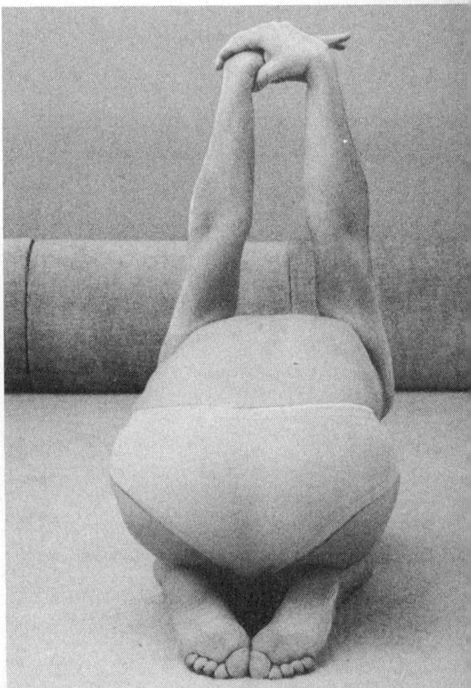

3) Halten Sie 1 Sekunde den Atem an. Dann verbleiben Sie in dieser Haltung, den Atem beobachtend, anfangs 5 bis 6 Sekunden.

4) Mit der Einatmung gehen Sie in die Ausgangsposition zurück. Sie legen nun eine längere Pause ein und lenken dabei Ihre Aufmerksamkeit ins Ajna-Chakra.

5) Wiederholen Sie die Übung.

Achtung:

Achten Sie darauf, daß Sie auf den Fersen sitzen bleiben, während die Stirn den Boden berührt. Falls Sie Schwierigkeiten haben, mit Ihrer Stirn den Boden zu berühren, setzen Sie einfach die Knie weiter auseinander. Jedoch sollten die großen Zehen der Füße sich weiter berühren.

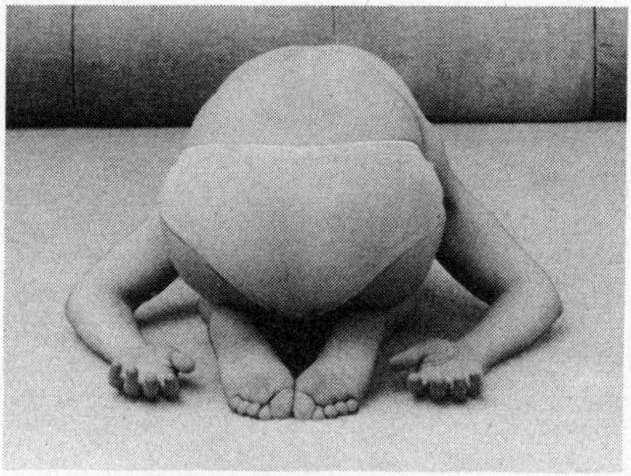

Wenn Sie die Yoga-Mudra sicher ausführen können, sollten Sie versuchen, länger als 5 bis 6 Sekunden in der Verbeugung zu verharren. Sie beobachten lediglich die Ein- und Ausatmung. Die Arme können Sie allmählich senken, bis sie (mit nach oben gerichteten Handflächen) entspannt neben dem Körper aufliegen. Die psychische Wirkung kommt zur Entfaltung, wenn Sie länger in der Verbeugung bleiben. Fangen Sie mit wenigen Sekunden an, und steigern Sie allmählich bis auf mehrere Minuten.

Verbeugen Sie sich vor dem höheren Selbst, das in Ihnen selber liegt.

II. Variation: höherer Schwierigkeitsgrad

Ausführung:

1) Die schwierige Form der Yoga-Mudra geht von der Padmasana-Lotus-Stellung (siehe Seite 73) aus. Aus diesem Sitz gehen Sie in die Ihnen bekannte Verbeugung.

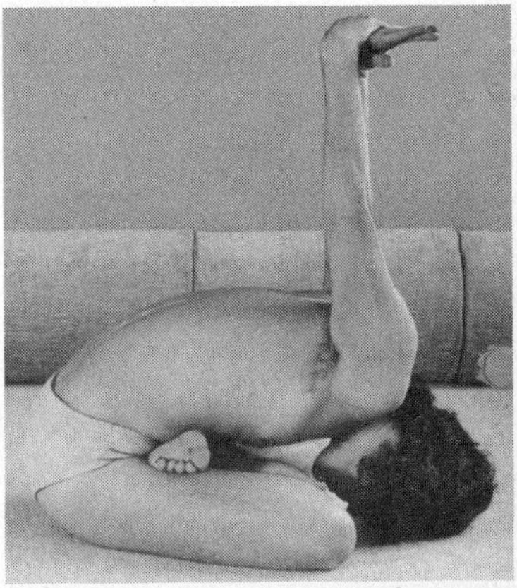

2) Wiederholen Sie auch diese Variation.

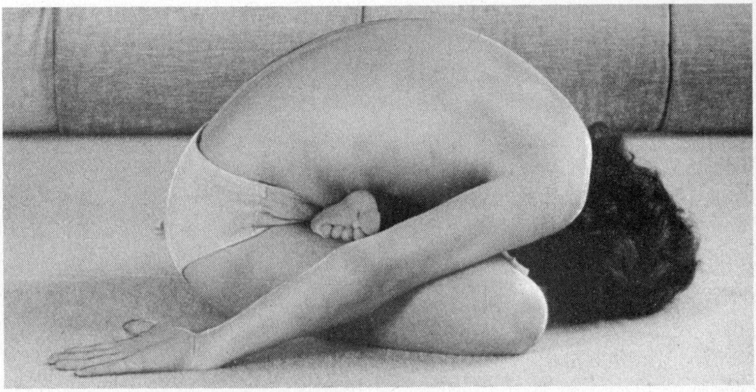

Heilwirkung:

Die Verinnerlichung dieser Yoga-Mudra hilft übertriebenen Stolz in Demut umzuwandeln.

Diese Übung führt zur Anregung der Darmtätigkeit und hilft gegen Verstopfung. Der Brustkorb weitet sich, die Brust- und Rückenmuskulatur wird gestärkt.

Das Bauchheben (Uddiyana-Bandha)

Uddiyana bedeutet Hochfliegen und Bandha der auslösende, bindende Impuls, der diese Aufwärtsbewegung auslöst. Yoga ist die Kunst der Energielenkung «nach oben». Je mehr der Yogaübende versteht, pranische Energien nach oben zu richten, desto mehr werden die obenliegenden psychischen Zentren angeregt.

Diese Übung bringt über die physische Bemühung des Bauchhebens eine allmähliche Stabilisierung psychischer Kräfte. Außerdem kann man sie auch deshalb als Jungbrunnen bezeichnen, weil die Peristaltik des Darmes angeregt wird. Die Verdauungsorgane werden massiert, und überflüssiges Fett in der Bauchgegend verschwindet.

Ausführung:

1) Stellen Sie sich hin, und grätschen Sie die Beine.
Beugen Sie sich etwas vornüber und stützen Sie die Hände auf die Knie auf.
In dieser Stellung entleeren Sie die Lunge, indem Sie mehrmals auf ha...ha...ha... ausatmen, bis Sie das Gefühl haben, wirklich ausgeatmet zu sein.

2) Sie halten nun den Atem an und versuchen die Bauchdecke zur Wirbelsäule «hochzuheben», so hoch wie möglich. (Wenn Sie den Druck der Hände auf den Knien verstärken und versuchen, das Kinn so nah wie möglich an die Brust zu bringen, wird es Ihnen leichter gelingen.)
Versuchen Sie daher, ohne wieder einzuatmen, im ausgeatmeten Zustand die Bauchdecke etwa drei- bis fünfmal hochzuheben.

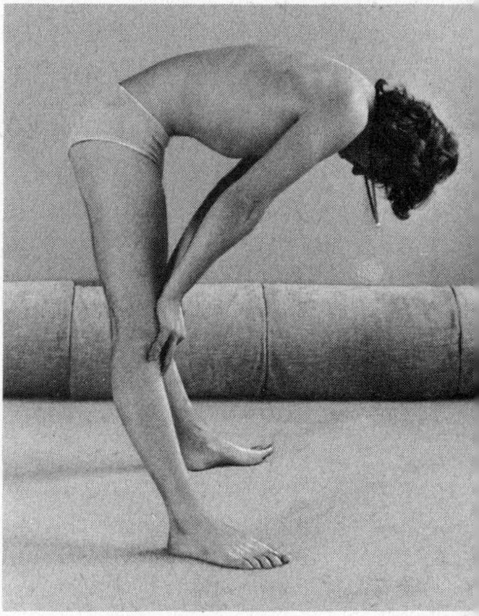

3) Jetzt atmen Sie wieder ein, indem Sie den Kopf hochnehmen, die auf den Knien liegenden Hände lockern und die Bauchmuskeln entspannen.

4) Üben Sie zwei- bis dreimal, danach ruhen Sie sich in der Totenlage (Savasana) (siehe *rororo Yoga-Buch für Anfänger*, Seite 85 ff.) aus.

Achtung:

Gehen Sie auch bei dieser Bewegung behutsam vor! Daß diese Übung nicht nach einer richtigen Mahlzeit praktiziert werden darf, versteht sich von selbst.

Üben Sie vor einem Spiegel, und schauen Sie zu, wie der Bauch beim Hochziehen verschwindet! Vergessen Sie nicht, beim Bauchheben das Kinn möglichst nahe an das Brustbein zu bringen.

Variation:

Ausführung:

1) Wenn Sie das Uddiyana-Bandha «im Staccato» beherrschen, versuchen Sie die Bauchdecke nach der Ausatmung anzuheben und sie 2 bis 5 Sekunden oben zu lassen.
Konzentrieren Sie sich während dieses Bauchhebens möglichst auf die Vorstellung, daß Sie die erwärmende Energie entlang der Wirbelsäule zum Ajna-Chakra zwischen den Augen schicken. Dort lassen Sie die Lebensenergie.

Heilwirkung:

Die Entwicklung einer psychischen Stabilität wird durch das nach oben umgelenkte Prana verstärkt. Sie fühlen sich gesund, jung und voller Vitalität.

Die Bauchorgane werden massiert, der wichtige Zwerchfellmuskel wird gestärkt und das richtige Atmen positiv beeinflußt. Die Bauchmuskulatur stärkt sich, und etwaige Fettpolster werden verschwinden. Die Nerven des Solarplexus werden aktiviert.

Die Isolierung der Bauchmuskulatur (Nauli oder Lauliki)

Voraussetzung für diese Übung ist, daß Sie das Bauchheben sicher ausführen können. Dennoch wird das Erlernen von Nauli schon einige Monate in Anspruch nehmen.

Diese beiden Übungen sind in ihrer Wirkung, die Bauchorgane zu pflegen und die Entschlackung zu fördern, jeder anderen Übung (woher sie auch kommen mag) überlegen.

Fortgeschrittene im Yoga bedienen sich mit Vorliebe dieser beiden Techniken, da eine kontrollierte Verdauung auch das Erreichen von tieferen Konzentrationsschichten ermöglicht. Eine chronisch schlechte Verdauung setzt die Konzentrationsfähigkeit des Menschen erheblich herab. Zu empfehlen sind beide Übungen deshalb morgens nach dem Aufstehen, um den Stuhlgang zu beeinflussen.

Machen Sie also den Versuch, diese beiden Techniken zu meistern. Dann wäre ein großer Schritt in Richtung physisch-geistiger Kontrolle getan.

Die Schwierigkeiten in der Nauli liegen in den geraden Bauchmuskeln (Rectus Abdominis). Diese Muskelstränge führen vom Schwertfortsatz des Brustbeins (Proc. Xiphoideus) am Brustkorb nach unten bis zum Schambein. Sie sind durch die Linea Alba, einem Sehnenstreifen in der Mitte, getrennt.

Nun arbeitet der gerade Bauchmuskel gewöhnlich nur im Zusammenspiel mit anderen Muskeln. Dieser Muskel muß also durch Nauli unabhängig gemacht, isoliert werden, damit er sich entsprechend bewegt und sichtbar wird.

Ausführung:

1) Führen Sie das Bauchheben (Uddiyana-Bandha) aus.
Sie halten, ganz ausgeatmet, das Kinn in der Nähe der Brust und versuchen die Bauchdecke im angehobenen Zustand zu lassen.

2) Sie sind ausgeatmet, halten den Atem an, die Bauchdecke ist nach oben gerichtet.
Nun versuchen Sie Ihr Gewicht auf das rechte Bein zu übertragen. Neigen Sie ebenfalls den Rumpf

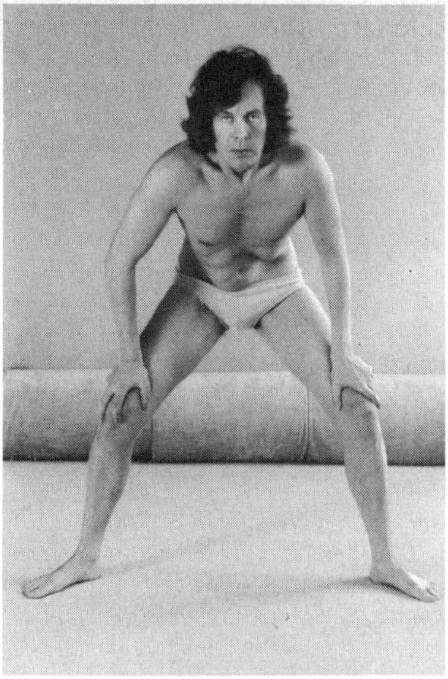

und den Kopf etwas nach rechts. Drücken Sie jetzt mit der rechten Hand auf das rechte Knie. Durch diesen Druck auf das rechte Knie wird der gerade Bauchmuskel nach rechts gelenkt und soll ‹herausspringen›, sichtbar werden.

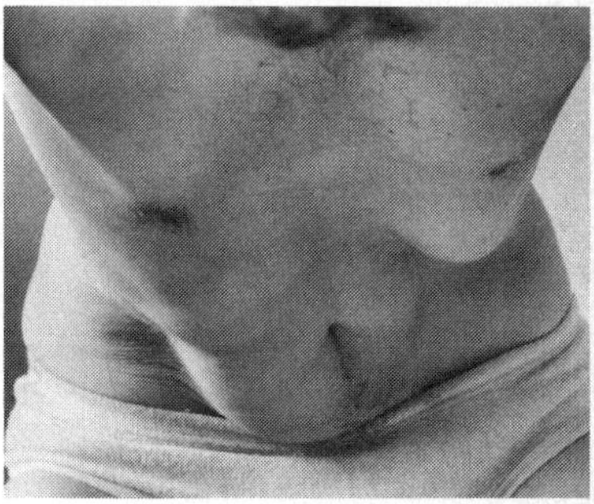

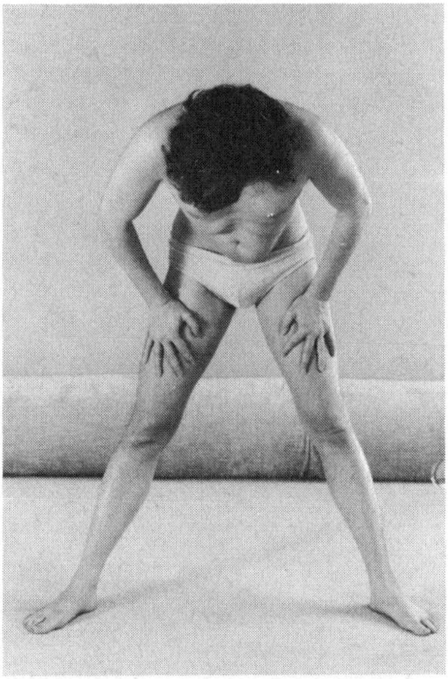

3) Nach einem kurzen Druck auf das rechte Knie übertragen Sie nun den Druck auf die linke Hand und das linke Knie. Ihr Gewicht wird also nun auf das linke Bein verlagert. Jetzt wird der Bauchmuskel veranlaßt, sich nach links zu verlagern; er «springt» dort ebenfalls «heraus».

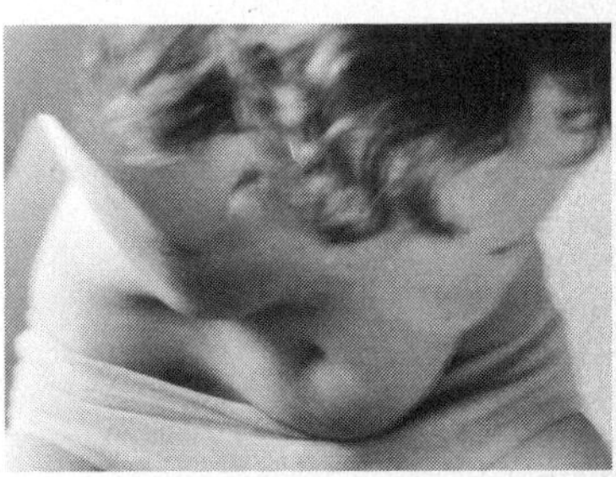

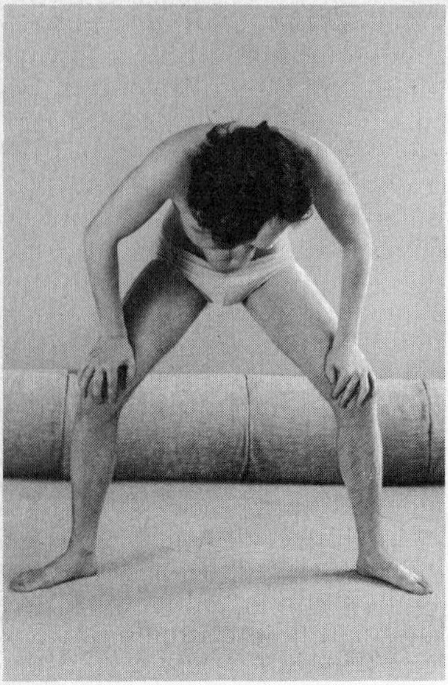

4) Drücken Sie jetzt gleichzeitig auf beide Knie, um somit den geraden Bauchmuskel nach vorne in die Mitte zu verlagern.

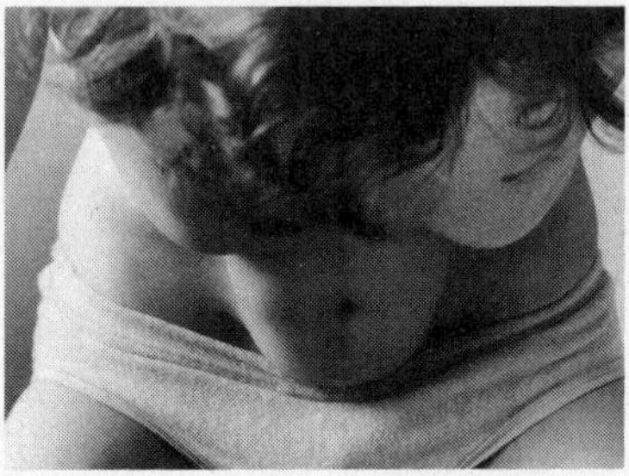

5) Üben Sie Nauli jeweils drei- bis fünfmal rechts, links und Mitte.

Achtung:

Sie brauchen viel Geduld. Es ist gut möglich, daß Sie anfänglich das Hervortreten des Muskels nach rechts oder links kaum oder gar nicht spüren. Üben Sie weiter, bis Sie schließlich das Hervorspringen empfinden und immer besser den Muskel nach rechts, links und in die Mitte hinein verlagern können.

Heilwirkung:

Die Übung stellt beste Bauchorganmassage dar. Der Unterleib wird vermehrt durchblutet. Der Solarplexus wird gestärkt.

Die schönsten Yogasitze

Das Weisheits-Siegel (Jnana-Mudra)

Jnana-Mudra ist eine wichtige Konzentrations- und Meditationsfingerstellung, die Sie sich aneignen sollten. Denn es ist durchaus nicht gleichgültig, wie die Hände und Finger bei den Übungen gehalten werden.

Eine gezielte Hand- und Fingerhaltung ist ein Hilfsmittel, um Konzentration zu finden.

Die Jnana-Mudra hat sich als konzentrationsstärkend erwiesen und wird seit Jahrtausenden als eine der besten Meditationsfingerstellungen empfohlen.

Ausführung:

1) Sie sitzen in einem Yogasitz und achten auf eine gerade Kopf- und Wirbelsäulenhaltung.
Führen Sie den Daumen- und Zeigefingerverschluß aus, das heißt, halten Sie Daumen und Zeigefinger zusammen. Beide Finger nehmen also Kontakt durch Berührung auf.
Halten Sie die restlichen Finger ganz gelöst, anders als auf dem Foto. Hier mußte ich die Finger gestreckt halten, damit Sie die Daumen-Zeigefinger-Stellung gut erkennen können.
Setzen Sie die seitlichen Handballen mit einem kurzen, aber festen Druck auf die Knie auf, also rechter Handballen auf dem rechten Knie, linker Handballen auf dem linken Knie.

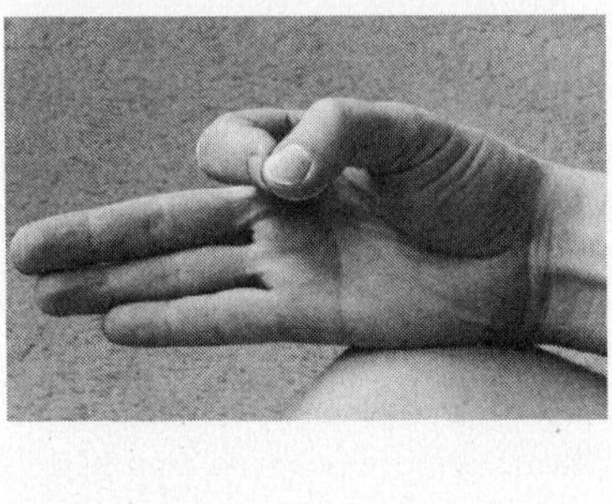

Achtung:

Im Diamant-Sitz ruhen die Handballen auf den Oberschenkeln, da Sie sonst Ihre Wirbelsäule nicht gerade halten könnten.

Mit dem Daumen- und Zeigefingerverschluß wird der Kreis der *sensorischen* Nerven geschlossen, das heißt in der Wirkung, daß wenig störende Gedanken auftreten werden.

Und mit der Auflage der Handballen auf den Knien wird der Kreis der *motorischen* Nerven angesprochen, was bedeutet, daß Sie so wenig wie nur möglich durch körperliche Schmerzen abgelenkt werden.

Ich erinnere mich an eine Zahnarzthelferin, die an einem meiner Yogakurse teilnahm. Sie erzählte mir, daß ihr Chef dem Patienten während der Behandlung bei plötzlich auftretenden Schmerzen diese Hand- und Fingerhaltung verordnete. Zu ihrer Verwunderung trat dadurch in vielen Fällen tatsächlich eine Schmerzlinderung ein.

Der Weisen-Sitz (Siddhasana)

Ein Siddha ist ein Yogi oder Weiser mit übernatürlichen Kräften. Der Weisen-Sitz und der Lotus-Sitz werden in den Schriften als die Sitzposition hervorgehoben, die den Praktizierenden helfen hohe Pranayamas (Selbstverwirklichungstechniken) bis zur letzten Stufe hin zu entwikkeln.

Dieser Sitz Siddhasana ist in seiner eigentlichen Form recht schwierig. Ich stelle Ihnen deshalb die leichtere Fassung des Weisen-Sitzes vor und empfehle ihn besonders. Sie können mit dieser leichteren Form effektvolles Atmen entwickeln. Ob Sie nun die Yogiatmung, die Atembeobachtung oder nur stilles in sich gekehrtes Dasitzen praktizieren, die Konzentration während der Übung wird sich vertiefen.

In einigen Yogabüchern findet man öfters recht unterschiedliche Erläuterungen zum Weisen-Sitz, wie z. B. «nur für Männer geeignet». Das hängt damit zusammen, daß der Weisen-Sitz in der schwierigsten Form zeitweise von indischen Mönchen (Sadhus) praktiziert wird, von Mönchen, die bei ihrer Aufnahme ins Kloster (Ashram) ein Keuschheitsgelübde ablegen. Um ihren Geschlechtstrieb in subtilere Energien der

Selbstfindung umzuformen (Ojas genannt), wird zuweilen die schwierigste Form des Weisen-Sitzes praktiziert. In dieser schwierigen Form wird die eine Ferse soweit als möglich an den After gezogen, dann wird die andere Ferse so nah wie möglich an den Bauch gebracht und oberhalb der Geschlechtsorgane aufgelegt. Der Sitz in dieser Form könnte zu Impotenz führen. So mag diese harte Form des Siddhasana eine Methode sein, um einem konzentrationshemmenden Geschlechtstrieb eines Mönchen Einhalt zu gewähren.

Siddhis sind übernatürliche psychische Kräfte eines Yogis, die er im Laufe seiner spirituellen Entwicklung erreichen kann. Es ist auch bekannt, daß viele Yogis, im Siddhasana übend, derartige Kräfte erlangten. Doch die Vorstellung, daß eine objektive, äußere Sitzhaltung allein schon Siddhis entwickele, ist absolut falsch. Vielmehr ist die geistige Entwicklung eines Yogis vom langjährigen Kultivierungsprozeß seiner Mind, seiner Gedanken und seines Atems abhängig. Dieser Prozeß kann dann in einem Sitz wie Siddhasana vollendet werden.

Bitte erinnern Sie sich an die Anweisungen der höchsten Autorität im Yoga, Urvater Patanjali: «Der Sitz soll fest und angenehm sein.»

Suchen Sie sich deshalb einen bequemen Sitz heraus, wo Sie Wirbelsäule und Kopf gleichermaßen gerade halten können. Die leichte Form des Weisen-Sitzes kann selbstverständlich von Frauen und von Männern praktiziert werden. Ich kenne genügend Yogis in Indien, die mit Vorliebe in dieser leichten Form des Weisen-Sitzes Yoga üben; mein Lehrmeister Yogi Sanakananda Giri selbst meditierte am liebsten in dieser leichten Sitzform.

Die leichte Form des Weisen-Sitzes (Siddhasana)

Ausführung:

1) Setzen Sie sich bitte hin. Strekken Sie das rechte Bein aus, und halten Sie den rechten Fuß etwas seitlich geneigt.
Sie greifen jetzt den linken Fuß mit den Händen und legen ihn sorgfältig an die Kniekehle des rechten Knies, so daß die linke Fußsohle am Oberschenkel des rechten Beines anliegt.

2) Versuchen Sie nun, mit der linken Hand den linken Fuß in der rechten Kniekehle zu halten,

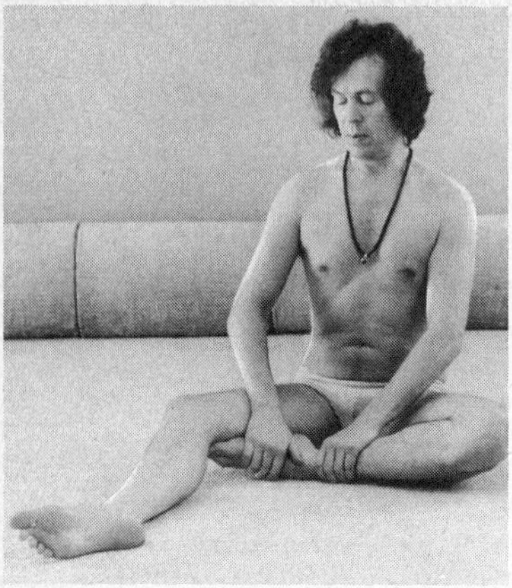

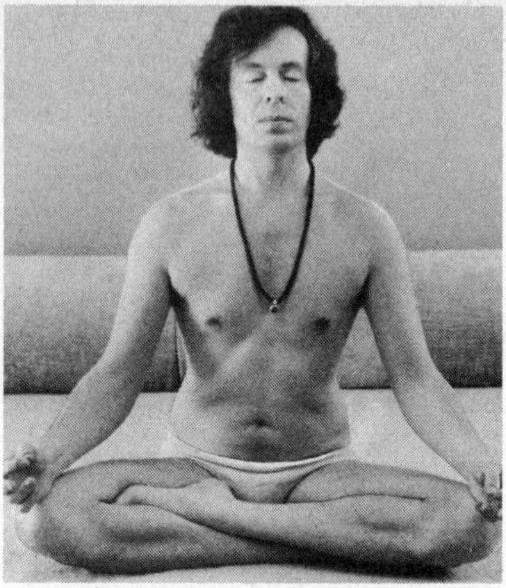

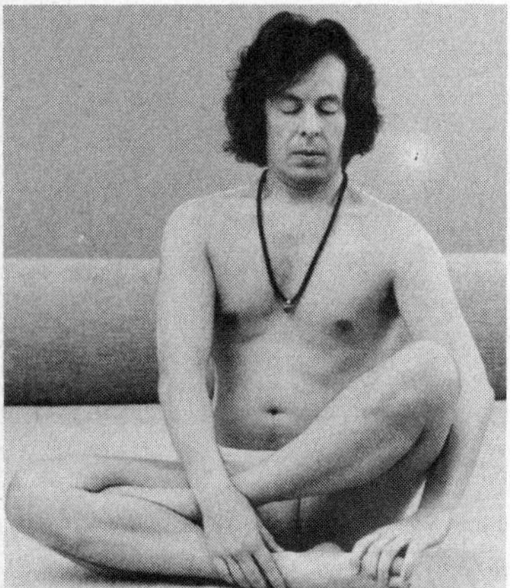

während Sie jetzt das rechte Knie beugen und den rechten Fuß unter dem linken Wadenbein (linker Fuß bleibt also wohlgemerkt in der rechten Kniekehle) durchziehen, bis die rechte Fußsohle zwischen Oberschenkel und Wade des linken Beines liegt. Achten Sie zugleich auf eine gerade Kopf- und Wirbelsäulenhaltung!

3) Wenn Sie nach unten zu Ihren Füßen sehen, müssen die sich überkreuzen. Die Fersen sollen sich im gleichen Abstand zum Körper hin befinden.

Achtung:

Um diesen Sitz zu entwickeln, sollten Sie abwechseld praktizieren, also mal der linke Fuß in der rechten Kniekehle und mal der rechte Fuß in der linken Kniekehle.

Der Lotus-Sitz (Padmasana)

Padma heißt Lotus. Zweifellos ist dies die schönste und «stärkste» Sitzpose, um Pranayamas und Meditationsübungen auszuführen.

Wie es der schönen Lotusblume gelingt, dem Drang zur Sonne folgend, ihre Blütenpracht an der Wasseroberfläche zu entfalten, so gelingt es dem im Padmasana sitzenden Yogi seine Konzentrationskraft so zu bündeln, daß er von seiner Versklavung durch die Sinneswelt loskommt. Diese Stellung wird in den Schriften mit Recht verherrlicht. Für den westlichen Yogainteressierten ist sie jedoch schwer ausführbar, da die Muskeln, Sehnen und Bänder, die ein angenehmes Sitzen im Lotus-Sitz ermöglichen würden, ungenügend gedehnt sind. Regelmäßiges Üben der Hatha-Yoga-Asanas trägt automatisch dazu bei, auf natürliche Weise auch die Muskeln, Bänder und Sehnen zu strecken, so daß Sie immer lieber in Ihrem Sitz verweilen mögen.

Üben Sie anfangs auf der Deckenrolle sitzend oder im Schneider-Sitz, und entwickeln Sie nebenbei auch noch den Weisen-Sitz und Lotus-Sitz. Geben Sie sich Zeit, übertreiben Sie nicht, denn ein Sitzen in einem schönen Sitz unter Qualen hilft weder Ihnen noch anderen.

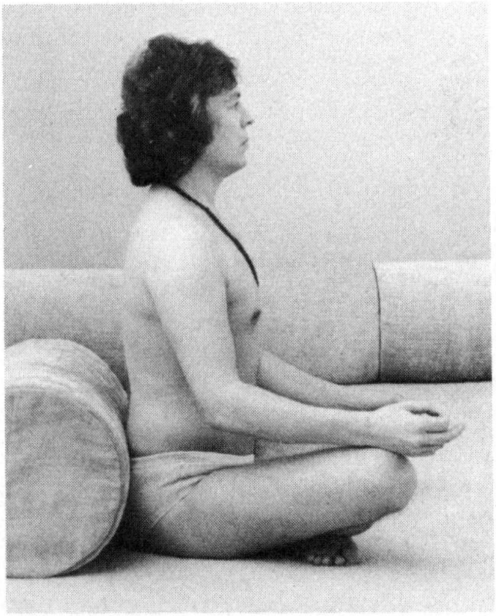

Entscheiden Sie sich also für einen Ihnen angenehmen und festen Sitz, bei dem Sie länger in gerader Kopf- und Wirbelsäulenhaltung sitzen können. Bleiben Sie erst nur eine halbe Minute in dem betreffenden Sitz. Wenn Sie tagtäglich üben, werden Sie es allmählich immer länger bequem aushalten. Wenn Sie während Ihrer Übungen durch Schmerzen abgelenkt werden, versuchen Sie nicht «sich zusammenzunehmen». Was hätte das für einen Sinn? Strecken Sie die Beine aus, und versuchen Sie trotzdem mit gerader Wirbelsäule und aufrechter Kopfhaltung unbeirrt weiterzuüben. (Pranayamas, Yogiatmung, Atembeobachtung, was es gerade sein mag.)

Sie können sich auch an eine etwa 60 cm breite und 35 cm hohe, harte Schaumstoffrolle anlehnen, die an der Wand liegt. Das geht natürlich nicht, wenn Sie schon auf der Deckenrolle sitzen. Lehnen Sie sich aber nicht voll gegen die Rolle. Sie sollten sich die Fähigkeit selbständig zu sitzen nicht nehmen lassen, sondern lediglich fest an diese Rolle heranrücken; sie verhindert ideal das untere Einknicken der Wirbelsäule. Wenn Sie fest gegen die Rolle gedrückt sitzen, bringen Sie Ihre Wirbelsäule in eine aufrechte Position. Bewußt sollten Sie die Wirbelsäule nur anlehnen, wenn Muskel- und Gliederschmerzen Sie daran hindern, konzentriert weiter zu üben. Dann dürfen Sie sich leicht anlehnen.

Lehnen Sie während des Übens nie den Kopf an die Wand. Dadurch würden Atemkontrolle und Energiefindung erheblich herabgesetzt.

I. Variation: Geringer Schwierigkeitsgrad

Es ist zu empfehlen, erst die leichtere Form des Lotus-Sitzes zu praktizieren, wobei zunächst nur ein Bein in der Lotus-Stellung verweilt, das andere Bein aber bodennah bleibt und so gut es geht an den Oberschenkel herangezogen wird.

Sie sollten mal mit der linken Fußsohle, mal mit der rechten Fußsohle, jeweils auf dem anderen Oberschenkel liegend, den Lotus-Sitz praktizieren. Die erforderliche Streckung wird sich verbessern, und es ist durchaus möglich, daß Sie nach etwa drei Monaten den Original-Lotus-Sitz erreichen. Ansonsten sollten Sie sich mit der leichten Form zufriedengeben, die immerhin eine fünfzigprozentige Heilwirkung des Originalsitzes verspricht.

Ausführung:

1) Bitte setzen Sie sich hin, und strecken Sie die Beine aus. Beugen Sie das rechte Knie, fassen Sie mit den Händen den rechten Fuß, und bringen Sie ihn, über das linke Bein hinweg, so dicht wie möglich in Bauchnähe.
Die rechte Fußsohle ist nach oben gerichtet.

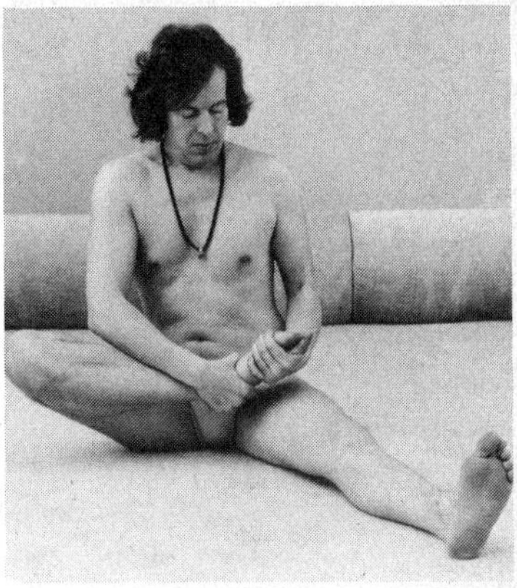

2) Dann beugen Sie das linke Knie, fassen den linken Fuß mit den Händen und ziehen ihn in gleicher Weise vorsichtig, *unter* dem rechten Bein hindurch, so nah es geht an den rechten Oberschenkel heran.

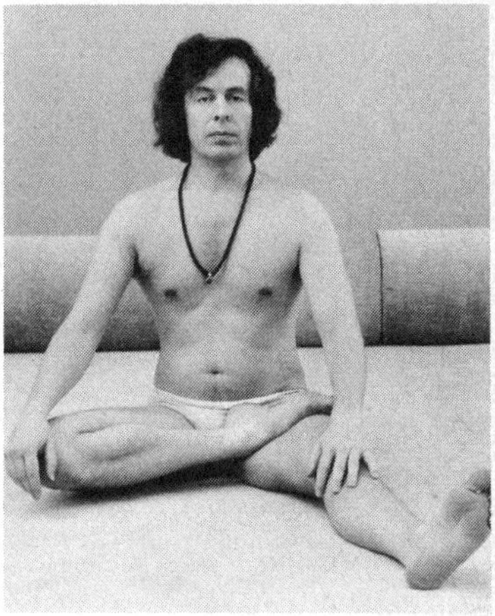

II. Variation: Der eigentliche Lotus-Sitz

Ausführung:

1) Bitte setzen Sie sich hin, und strecken Sie die Beine aus. Beugen Sie das rechte Knie, fassen Sie mit den Händen den rechten Fuß, und bringen Sie ihn, über das linke Bein hinweg, so dicht wie möglich in Bauchnähe.
Die Fußsohle ist nach oben gerichtet.

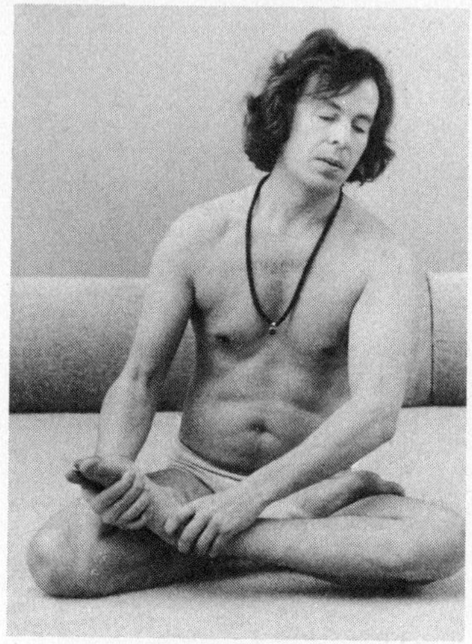

2) Dann beugen Sie das linke Knie, fassen den linken Fuß mit den Händen und ziehen ihn gleicherweise vorsichtig über das rechte Bein hinweg.

Achtung:

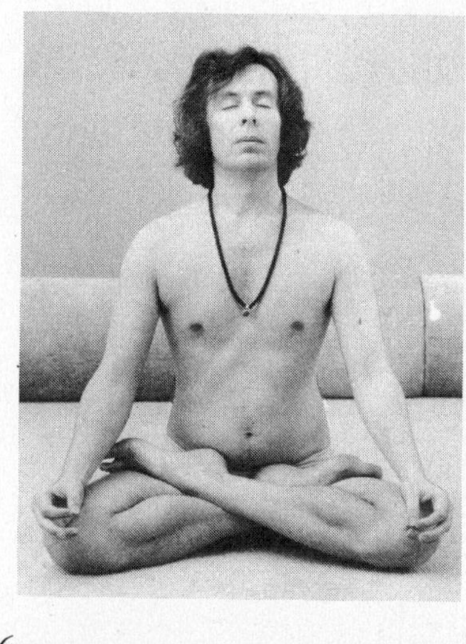

Verbleiben Sie erst wenige Sekunden im Sitz, und steigern Sie die Dauer jeden Tag etwas: ½ Minute, 1 Minute, 2 Minuten. Üben Sie regelmäßig. Bei auftretenden Schmerzen in den Fuß- und Kniegelenken o. ä. lösen Sie sofort den Sitz.

«Einen Sitz erreichen» bedeutet, daß man in dieser Haltung mindestens eine halbe Stunde, ohne vom Körper abgelenkt zu werden, sitzen oder üben kann.

Heilwirkung:

Die Wirbelsäule wird gestärkt und gerichtet. Die Bauchorgane werden gekräftigt. Die Bauchgegend wird vermehrt durchblutet, da der Bluttransport zu den Beinen hin herabgesetzt wird. Die Nerven beruhigen sich.

Die sieben psychischen Zentren oder Chakren

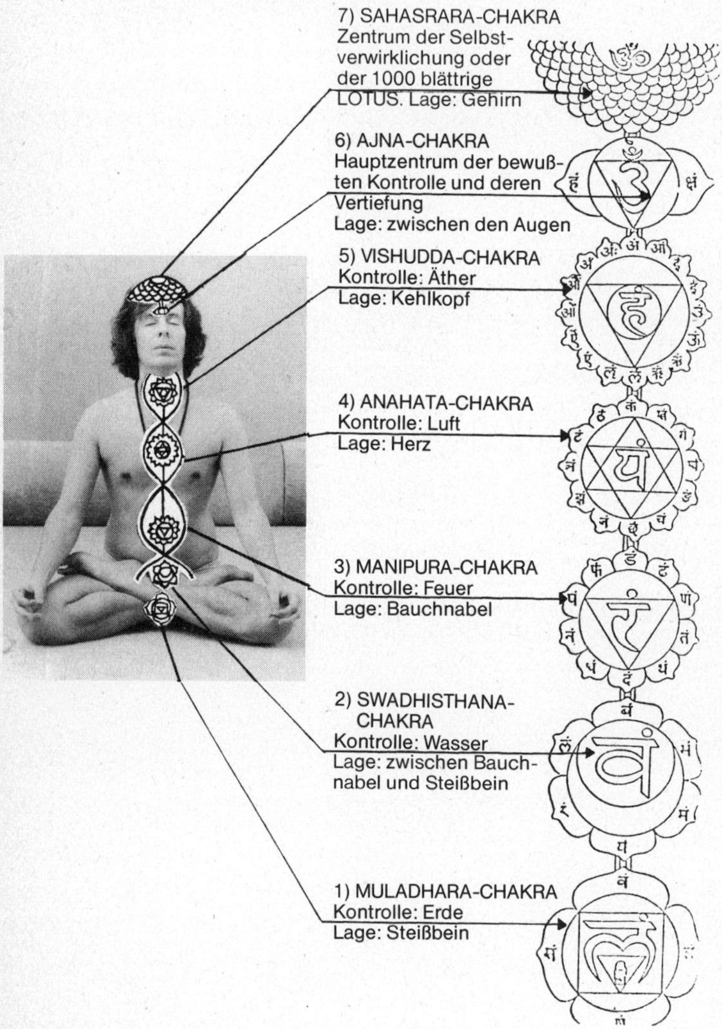

II. Das psychische Zentrum Ajna-Chakra

Viel wird über die psychischen Zentren des Yoga geschrieben, die wundersamsten und mysteriösesten Dinge werden berichtet. Wie lehrreich und interessant auch über die psychischen Zentren geschrieben wird, wie exakt sie auch abgebildet werden, sie bleiben dem Leser letzten Endes doch verschlossen.

Dies kann sich ändern, wenn dem Übenden durch die *praktische* Anleitung ein System in die Hand gegeben wird, diese psychischen Zentren zu entwickeln und anzuregen. Das Mysterium der psychischen Zentren läßt sich in erster Linie durch praktische Übungen begreifen.

Ich versuche in meinen beiden Büchern, das wichtigste Zentrum Ajna-Chakra in *theoretischer* Form zu *erläutern* und durch *praktische* Übungen *begreiflich* zu machen.

Sie brauchen ein psychisches Zentrum; lassen Sie dieses Zentrum durch Ihre Übungen immer wirklicher werden.

«Augen halb öffnen – sekundenlang beibehalten – schließen!» Diese ständig wiederholte Anweisung hilft Ihnen, die Konzentrationskräfte des Pranas immer gezielter und bewußter zu lenken, bis sie schließlich in die richtigen «Tunnel» einmünden und die Wirklichkeit von Ajna-Chakra beweisen. Ajna-Chakra kann Ihr Zuhause werden. Ist der Kontakt zu diesem Zentrum erreicht, dann werden Sie empfinden: Das ist ein Pluspol, eine innere Kraftquelle, aus der man bewußt schöpfen kann.

Versuchen Sie die nächsten Abschnitte über die psychischen Zentren nicht vom Verstand her zu ergründen. Praktizieren Sie einfach die Übungen, die das Ajna-Chakra anregen. Nur so können Sie sich der Welt der psychischen Zentren nähern.

Die sieben psychischen Zentren und Kundalini

Das Ziel im Hatha- wie im Raja-Yoga ist die Aktivierung gewisser psychischer Zentren, von denen fünf in der Wirbelsäule und zwei im Gehirn liegen, also in unserem wichtigen Zentralnervensystem.

Viele Ärzte sind sich einig, daß viele Krankheiten etwas mit dem Zentralnervensystem zu tun haben. Im Hatha-Yoga wird über die Körperübungen gezielt die Wirbelsäule gekräftigt. Andererseits wird über die Pranayamas die mental-psychische Kraft immer mehr in die Wirbelsäule und das Gehirn verlagert. Und das führt allmählich zur Kräftigung des Zentralnervensystems.

Die sieben psychischen Zentren werden *Chakras* («Räder») genannt. Ein Rad muß sich drehen, tut es aber nicht, wenn die antreibende Kraft zu schwach ist oder gänzlich fehlt. Eine andere Bezeichnung für die Chakras ist *Padmas* (Lotusblume). Die Lotusblume, eine der schönsten Blumen dieser Welt, wurzelt unter Wasser und öffnet ihre Blütenblätter auf der Wasseroberfläche, der Sonne entgegen.

Jeder Mensch besitzt diese Padmas in ruhender oder aktivierter Form. Ruht ein Chakra, ist die Lotusblüte noch in der Knospe verborgen. Öffnet sie sich, dann öffnet sich das psychische Zentrum wie diese Blume. Erblüht nun die Blume in ihrer Pracht (oder beginnen sich die Räder zu drehen), so beginnt auch die beglückende psychisch-physische Energielenkung.

Die Energie (Prana) wird über das gesamte Organ- und Drüsensystem bis zur kleinsten Zelle hin verteilt. Die endokrinen Drüsen liefern die lebenswichtigen Hormone, die über den Blutkreislauf in jede Zelle gelangen. Stimmt der Hormonhaushalt nicht, dann können Störungen in den Organfunktionen, im Stoffwechsel, im Wachstum, aber auch im geistig-psychischen Bereich auftreten. Die Beeinflussung dieser endokrinen Drüsen, z. B. der Schilddrüse oder der Hypophyse, durch Yoga geschieht regulativ. Die Yogis behaupten, die kosmische Energie sei freudvoll, intelligenzbegabt und sende die von dem Organ oder der Drüse exakt benötigte Energiemenge.

Die Chakras stehen in Beziehung zu den fünf Elementen. Am Steißbein, bei Muladhara-Chakra beginnend, finden wir das Element Erde, dann folgen (nach oben gehend) Wasser, Feuer, Luft und Äther. Diese Verbindung der Chakras zu den Elementen haben nichts mit Verbindungen der modernen Chemie gemein. Nach Meinung der Yogis sind vielmehr die fünf Elemente beteiligt, um die Beziehung vom Mensch zum Kosmos wiederherzustellen. Der kosmische Ablauf im Weltall in seiner sichtbaren und unsichtbaren Form kann sich in seiner Harmonie, Freude und Kraft, sowie in seiner innerlichsten Beziehung zum Menschen nur mitteilen, wenn dieser Mensch auf Empfang schalten kann. Durch die hohen Pranayamas im Yoga wird der Übende befähigt, diese Mitteilungen aufzufangen. Wenn der Mensch seine psychischen Zentren aktivieren kann, kann er seine elementare Begrenzung immer besser kontrollieren und überwinden.

Betrachten wir das Muladhara-Chakra, dann erkennen wir vier Blütenblätter (oder Speichen). Das Erdelement befindet sich als Hauptkraft im Fruchtherz, mit der symbolischen Darstellung des Quadrats als Erkennungsbuchstaben aus dem Sanskritalphabet. Diese Hauptkraft teilt sich aber in vier Nebenkräfte (vier Blütenblätter), um seinen funktionellen Auftrag auszuführen. Dieser Auftrag ist primär von geistiger, sekundär von nervenphysiologischer Art. Gehen wir hoch ins dritte Zentrum Manipura-Chakra, so symbolisieren zehn Blütenblätter die zehn Nebenkräfte. Dieses Zentrum hat einen großen Einfluß auf das Ernährungssystem, auf Solarplexus, Pankreasdrüse und Bauchorgane.

Wer sich zu diesem Zentrum hin konzentrieren kann, dem wird «kein Ärger auf den Magen schlagen». Die Bauchatmung als die einfachste Möglichkeit, um dort Bewußtsein zu entfalten, ist der erste Schritt hin zu dieser Konzentration.

Wenden Sie immer und immer wieder Ihr Bewußtsein ins sechste Chakra, das Ajna-Chakra (zwischen den Augen), so wird die Kraft der darunterliegenden Zentren mitentwickelt. Dieses Chakra führt sozusagen Regie, nach der die anderen arbeiten. Die Herz-Hirn-Verbindung vieler Menschen ist gestört. Der eine hat viel Herz und Gefühl, aber versteht nicht seine Gehirnkraft einzusetzen und wird ausgenutzt. Der andere besitzt große intellektuelle Fähigkeiten, ist aber gefühlsarm und kann nicht geben, auch wenn er von Herzen will.

Die Entwicklung dieser Chakren hat eine vitale physisch-psychische Gesundheit zur Folge, die die Voraussetzung spirituellen Erlebens ist. Wer in ehrlicher Selbstbetrachtung den eigenen inneren Frieden erlebt, wird auch diesen mit Herz und Hirn weitergeben können.

Die Existenz der psychischen Zentren wird nur der praktisch Übende erkennen. Wer seine «Mind» auf den Punkt konzentrieren kann, wird keine Schwierigkeiten haben, die Energie in seinem physischen Körper zu lenken.

Wenn sich eine derart entwickelte Mind (Aufmerksamkeit) nun über eine hohe Konzentrationsmethode des Raja-Yogas auf ein psychisches Zentrum fixiert, kann das Kraftfeld dieses Zentrums fühlbar, ja, sogar innerlich in seiner Farbausstrahlung sichtbar werden. Ich selbst habe vor Jahren über gewisse Zentren meditiert, sie wahrgenommen und gefühlt.

Doch ich konnte weder den Erkennungsbuchstaben des jeweiligen Chakras erkennen, noch stimmten die durch mich wahrgenommenen Farben mit den Farbdarstellungen im Yoga überein. Erst einige Jahre später wurde mir klar, daß die farbige Darstellung der Zentren ebenso wie die Erkennungsbuchstaben rein symbolischer Natur sind. Sie tragen mit Buchstaben, Farbe und Form dazu bei, ein Phänomen bildhaft auszudrücken.

So kann auch ein Meditationslehrer langjährig Praktizierenden lediglich inspirations- und richtungsweisende Angaben machen, die schließlich zur individuellen Wahrnehmung führen.

Yoga ist ein Vorgang der Sensibilisierung und ein Reinigungsprozeß zugleich. Durch das Üben von Pranayamas werden die inneren Nervenkanäle (*Nadis*) gereinigt. Die Hauptnadis des Menschen sind *Ida, Pingala* und *Susumna*. Das Ziel im Yoga ist Ida und Pingala in ihrer jeweiligen Kraft derart zu vereinen, daß der Aufstieg in den sogenannten Susumna-Kanal stattfinden kann. Der Susumna-Kanal verbindet ein Zentrum mit dem anderen und führt schließlich hoch bis zum siebten Chakra. Stellen Sie sich den Susumna-Kanal als in der Mitte der Wirbelsäule liegend vor.

Kundalini, die Schlangenkraft, ruht im ersten Zentrum. Durch langjährige Meditation wird dieses Zentrum geöffnet, und Prana, Mind und Kundalini gehen durch den Susumna-Kanal hoch bis zum Sahasrara-Chakra (dem tausendblättrigen Lotus). Auf dem Weg nach oben werden alle anderen psychischen Zentren «verwirklicht».

Wenn Kundalini das Sahasrara-Chakra (das siebte Zentrum) erreicht, ist auch der Zustand der Vereinigung mit dem kosmischen Sein erreicht. Der Yoga ist vollendet. Yoga heißt Vereinigung.

Die Göttliche Kraft Kundalini Shakti hat dann den Sterblichen zum Unsterblichen erhoben. Der Yogi lebt nun als Beispiel für die Unendlichkeit, als Unendlicher in einem sterblichen Körper. Diesen Körper wird er irgendwann einmal wie eine Hülle ablegen. Die Angst vor dem

Sprüche vom Geld

«Tu Geld …

... in deinen Beutel!» lautet kurz und bündig der Ratschlag des Schurken Jago in Shakespeares Trauerspiel ‹*Othello*›.

Ein guter Ratschlag. Bleibt nur noch die Frage offen, wieviel Geld, zu welchem Zeitpunkt und in welchen Beutel, damit es auch sicher verwahrt ist und gute Zinsen bringt.

Tod schwindet wie ein Traum. Eine ewig umfassende Liebe zu allem Sein und Leben nimmt ihren Anfang.

Kundalini Shakti ist nicht, entgegen der landläufigen Meinung, gleichzusetzen mit der Geschlechtskraft. Doch übt Keuschheit und eine gesunde Kontrolle der körperlichen Liebe einen beachtlichen Einfluß auf die Erweckung von Kundalini aus. Kundalini wird als die weibliche Kraft, als Minuspol im Menschen bezeichnet. Der Pluspol, die männliche Kraft, liegt entgegengesetzt im Ajna-Chakra, zwischen den Augen.

Hier wartet Lord Shiva (Gott), um sich endlich mit seiner Gemahlin Durgaji (Kundalini Shakti) vereinen zu können. Der Yogi sieht seinen Auftrag in der Vermählung dieser Göttlichen.

Der Yogi genießt die Freude der Vereinigung. Doch er bleibt nicht nur Zuschauer und Genießer, sondern er wird in göttliche Sphären emporgehoben, die schließlich zu der Verwirklichung des tausendblättrigen Lotus oder des siebten Zentrums, Sahasrara, führen.

Das Subjekt Yogi ist mit seinem Konzentrationsobjekt, Lord Shiva und Durgaji, eins geworden.

Er fühlt sich nun nicht mehr getrennt von ihnen, sondern findet sie in sich selber. Er ist ein Teil der Einheit geworden. Der Yogi findet so die Vollendung seines Yogas.

Ein Zeichen unserer Zeit ist, daß viele Yogainteressenten häufig mehr Interesse haben, übersinnliche Kräfte zu entwickeln, als meditieren zu lernen. Sie haben davon gehört, daß Kundalini-Erwachen übermenschliche Kräfte bringt. Das ist auch richtig. Nur ist es ebenso eine Tatsache, daß gerade ein übertriebener Wunsch (z. B. nach der Levitation: Körperschweben) Kundalini am Erwachen hindern kann. Dennoch wird es immer die einen geben, die mit dem Yoga arbeiten, um übersinnliche Kräfte (Siddhis) zu erlangen, und die anderen, die das eigene Ego überwinden wollen, um den Empfang der kosmischen Freude zu erleben. Es ist ein Glücksgefühl, das durch Unabhängigkeit, Wissen und Erkenntnis erreicht wird und das allmählich den Zustand der Meditation offenbart.

Wer wegen der übersinnlichen Kräfte Yoga übt und sich dazu berufen fühlt, der soll dies tun. Vielleicht erreicht er sogar sein Ziel. Doch sein Bewußtsein kann sich dann auch nur in diesen Kräften ausdrükken. Die Kraft der Meditation, die das eigentliche Ziel sein sollte, ist in weite Ferne gerückt. Wer echten Yoga üben möchte, dem können im Raja-Yoga Kräfte zufallen, auf die er sich nicht einmal konzentrierte. Das wäre der natürliche, der gesunde Weg.

Üben Sie, meditieren Sie. Kommen irgendwelche Kräfte, ist es gut, kommen sie nicht, ist es auch gut. Denn die Entwicklung geht trotzdem weiter.

Mein Guru, Swami Sanakananda Giri, war in Indien bekannt für seine außergewöhnlichen Kräfte, die ihm im Laufe jahrzehntelanger Bemühungen im Kriya-Yoga zufielen.

Auf unserer Vortragsreise durch Europa begegneten wir sehr vielen Yogainteressierten, die deshalb wohl einige artistische Kunststücke meines Gurus erwarteten. Ich erinnere mich an einen jungen Italiener, der gelesen haben muß, daß Yogis über glühende Kohlen gehen können. Als er sah, daß mein Lehrer Schwierigkeiten hatte, seinen Messingbecher mit heißem Tee zu halten, meinte er, daß es einem richtigen Yogi doch gelingen müsse, sich über die Gesetze der Kälte und Wärme hinwegzusetzen.

Mein Guru entgegnete nichts. Er war wirklich nur darauf konzentriert, seinen dampfenden Tee doch noch zu genießen.

Am nächsten Tag war jener junge Mann wieder dabei und war mehr als überrascht, als mein Guru diesmal den Messingbecher mit einem Badehandtuch umwickelt hatte und seelenruhig seinen Tee trank.

Die Frage, wie man einen heißen Messingbecher «kontrolliert», hat er nie wieder gestellt!

Trataka (Fixieren des Blickes)

Trataka gehört zu den Reinigungsübungen, den sogenannten Shat-Karmas. Im Trataka werden die Augen «gepflegt», indem man auf einen bestimmten Punkt schaut und versucht, die Augenlider unbeweglich zu halten.

Dem Trataka wird im Yoga große Bedeutung beigemessen, weil es die Konzentrationskraft nach innen und die Übertragung der Willenskraft nach außen stärkt.

In der Natur des Auges liegt es, ständig wandern zu wollen. Des Menschen Auge nimmt ein Objekt wahr, hält ein wenig an und wandert weiter. Es fällt ihm schwer, an einem Punkt ruhig zu verweilen. Nervöse Menschen erkennt man an ihren unkontrolliert umherwandernden Augen. Die dauernden «Seitensprünge» der Augen können die

Konzentrationskraft des Menschen erheblich schwächen. Ein Mensch, der z. B. gerade an etwas Wichtiges denkt, kann den Faden verlieren, wenn seine umherwandernden Augen ein attraktives Objekt erblicken. Dieses Objekt löst nun ganz andere Gedanken aus, und das eigentliche gedankliche Vorhaben gerät ins Vergessen.

Wenn jemand versucht, einen anderen von einer guten Sache zu überzeugen, dann mögen seine Ausführungen noch so zutreffend sein, er verliert an Überzeugungskraft, wenn seine Worte von unkontrolliert umherwandernden Augen begleitet werden. Die Übertragung der Willenskraft geschieht zumeist in dem Auge-zu-Auge-Kontakt. Auch unsensible Menschen nehmen unbewußt wahr, daß an dieser oder jener Sache irgend etwas nicht stimmen kann. Wer mit ruhigem Blick den Augen seines Gegenübers begegnet, hat meistens keine Schwierigkeiten, seinen Ausführungen Nachdruck zu verleihen. So kann in der Entwicklung der eigenen Willenskraft Trataka sehr sinnvoll sein. Auch die Konzentration zum Ajna-Chakra hin kann als eine Art Trataka bezeichnet werden (siehe auch Seite 81 ff.). Und überarbeitete, angestrengte Augen sollten mindestens einmal in der Woche mit Trataka «gereinigt» werden.

Im Trataka wird der Blick gefestigt; das ist die Grundvoraussetzung, um Konzentrationsfähigkeiten zu entwickeln. Die Konzentrationsbemühung zum Zentrum Ajna-Chakra hin wird bei andauernder Übung ebenfalls den Blick festigen. Blickfestigung ist also das Resultat der Bemühungen um eine Konzentrationsfestigung nach innen (Ajna-Chakra) und nach außen (Trataka an einer Kerze).

Über Trataka wird die Sehkraft der Augen gestärkt, zitternde Lider und vibrierende Augäpfel kommen zur Ruhe. Trataka wird auch die mentalen Kräfte des Übenden anregen.

Die Trataka-Übung mit Hilfe einer Kerze gehört zu den wichtigsten Übungen dieser Art.

Das Kerzen-Trataka

Ausführung:

1) Stellen Sie eine brennende Kerze so hin, daß sie eine Armlänge von Ihnen entfernt steht und die Kerzenflamme sich in Augenhöhe befindet. Setzen Sie sich bequem hin. Achten Sie auf eine

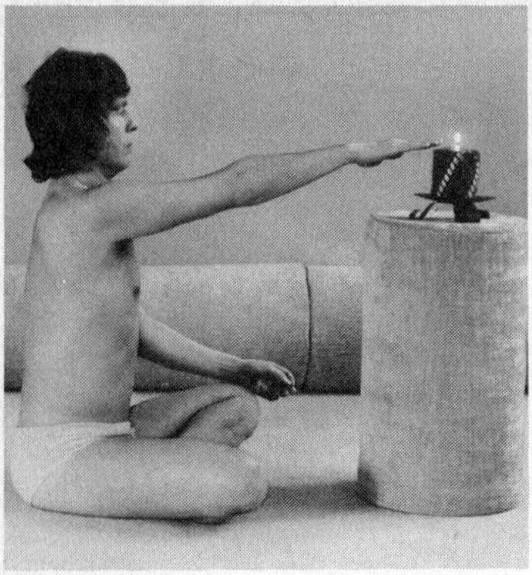

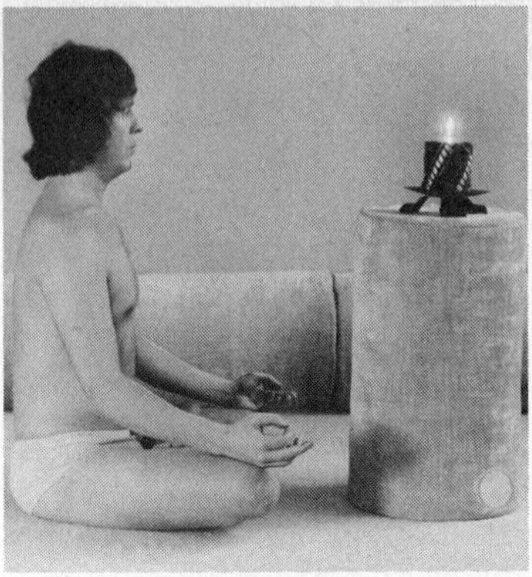

gerade Kopf- und Wirbelsäulenhaltung. Halten Sie die Hände in der Jnana-Mudra (siehe Seite 69). Der Übungsraum muß dunkel sein; die Kerzenflamme darf nicht flackern.

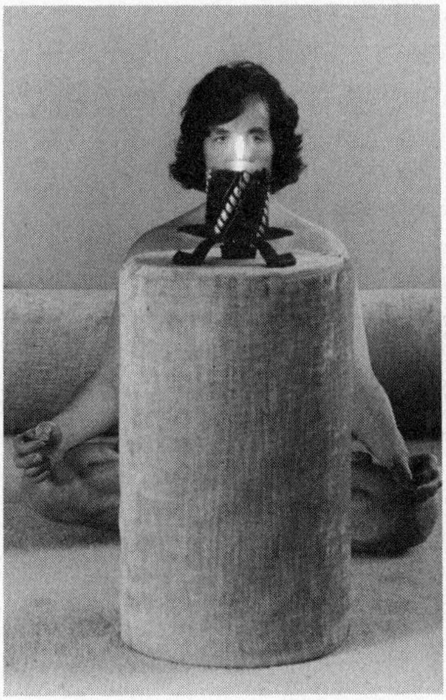

2) Wenn Sie gut und fest sitzen, beginnen Sie die Kerzenflamme mit Ihren Augen zu fixieren. Strengen Sie Auge und Linse jedoch nicht an. Sie halten die Lider unbeweglich.

Richten Sie die Augen auf unendlich ein. Sie schauen auf diese Kerzenflamme, als ob Sie von der Spitze eines Berges das ganze Panorama oder vom Ufer aus das Meer in seiner Weite überblickten, ganz gelöst! Schauen Sie genau hin und erkennen Sie, wie die Flamme aussieht. Erkennen Sie ihre Form. Achten Sie auf das Farbspektrum (Aura) um die Flamme herum. Schauen Sie ganz ruhig und entspannt hin. Der Blick darf ein wenig «schwimmen».

3) Wenn Sie den ersten leichten Augendruck verspüren, dann schließen Sie die Augen!

4) Bei geschlossenen Augen können Sie das Abbild dieser Flammenzunge sehen, ganz klein, aber leuchtend. Die Netzhaut (Retina) Ihres Auges reflektiert die Flamme.

5) Wenn Sie dieses *innere* Flämmchen sehen, dann blicken Sie nur dorthin. Plötzlich stellen Sie fest, daß die kleine Flamme wegwandern will und zwar nach oben hin.

6) Mit diesem «Nach-oben-Wandern» zeigt Ihnen die Flamme an, wo das Willenszentrum Ajna-Chakra liegt. Dieses Feld zwischen den Augen wird auch *Brumadhya* genannt.

7) Versuchen Sie jetzt, die Flammenzunge dort oben zu halten. Das gelingt Ihnen am besten, wenn Sie die Augen halb öffnen und dem Flämmchen so den Impuls in Richtung Augenbrauenmitte geben. Schließen Sie die Augen wieder.
Erst wenn die Flammenzunge verschwunden ist, öffnen Sie die Augen und fixieren von neuem die vor Ihnen stehende Kerzenflamme.

8) Es ist sinnvoll, drei bis vier Durchgänge hintereinander zu üben. Danach können Sie liegend in der Savasana (siehe *Das rororo Yoga-Buch für Anfänger*, Seite 85) ausruhen.

Achtung:

Brillen- oder Linsenträger müssen stets ohne Brille oder Kontaktlinsen üben! Sie müssen die Kerzenflamme gut sehen. Suchen Sie sich Ihre eigene Distanz, die ruhig von einer Armlänge abweichen darf.

Das Mysterium: Prana

Das Wort Prana kommt aus dem Sanskrit und bedeutet «Energie des Universums». Die Existenz von Prana wird von den Rishis und Weisen seit Jahrtausenden gelehrt.

Alles Leben und alle Aktivität in sichtbarer und unsichtbarer Form würde sich sofort auflösen, wenn das Bindeglied Prana, die Urenergie, fehlen würde.

Alles vollzieht sich in einer Kreisbewegung: Das Leben wird aus Prana geboren, durch Prana erhalten und in den Urschoß des Pranas zurückgenommen. Nach den kosmischen Energiegesetzen geht kein Quentchen Energie verloren. Es wird alles, aber auch alles wieder in der Urenergie Prana aufgefangen.

Die mentale (gedankliche), die physische und die spirituelle Aktivität eines Menschen ist von Prana abhängig. Prana ist ein biologischer Motor, der unseren ganzen Körper, bis in die Nerven der Fingerspitzen, mit Energie versorgt. Wir wissen physiologisch und anatomisch genau, wie Herz und Lunge arbeiten. Doch die eigene Lebensfähigkeit und die innere Ordnung, die dem Herz und der Lunge überhaupt erst die Möglichkeit geben, ihre Arbeit zu verrichten, ist Prana.

Ein Mensch, der medizinisch tot ist, der nicht mehr atmet und vor allen Dingen kein Quentchen Prana mehr besitzt, kann weder durch Nahrung, Sonnenenergie oder Sauerstoffbeatmung ins Leben zurückgerufen werden. Ihm fehlt eben Prana. Wenn im Samen des Mannes in der Zeit der Empfängnis kein Prana enthalten ist, kann keine Befruchtung stattfinden. Prana ist das Prinzip, das jeder Manifestation von Kraft zugrunde liegt.

Die alten Rishis und Yogis predigen seit Jahrtausenden von der Beziehung zwischen Mensch und Kosmos. Dieses Verhältnis muß aufrechterhalten und gepflegt werden.

Jeder Mensch besitzt ein gewisses Potential an Lebensenergie (Prana), das hauptsächlich in der Verteilerzentrale Gehirn gespeichert ist. Im Lauf des Lebens verbraucht sich diese Kraft in Form von Gedanken, Gefühlsvorgängen, Aktivitäten, Streß etc. Eine Mangelerscheinung im Pranahaushalt eines Menschen kann dann zu Krankheiten, Konzentrationsschwäche und körperlichem Verfall führen.

Der Mensch lebt nicht nur von fester oder flüssiger Nahrung, Sauerstoff und Sonnenenergie, sondern vor allen Dingen aus diesem Prana.

Die Bibel schreibt:

> Der Mensch lebt nicht vom Brot allein, sondern von jedem Worte, was aus dem Munde Gottes ausgeht.

Und:

> Im Anfang war das Wort, und das Wort war bei Gott, und das Wort war Gott. Dieses war im Anfang bei Gott. Alles ward durch dasselbe, und ohne dasselbe ward auch nicht eines, das geworden ist.

Beide Bibelstellen sprechen eindeutig von Prana.

Die Fähigkeit, dieses Prana zu lenken, wird allmählich über körper- und atemkontrollierende Übungen (Pranayamas) entwickelt. Den normalen Kräfteverfall zu verzögern und die pranischen Kräfte im physischen Körper des Menschen aufrechtzuerhalten, anzuregen und sogar zu steuern, sind die großen Vorteile der Yogaübungen, insbesondere der Pranayamas.

Ich habe uralte Yogis mit einer makellos frischen Haut und einer aufrechten Kopf- und Wirbelsäulenhaltung hier in Europa und Indien kennengelernt. Das ist ein Ausdruck dessen, daß der Yogi sich selbst besiegt und sein Wesen in völligen Einklang mit den kosmischen Energien (Prana) gebracht hat. Und dieser Kosmos sendet automatisch und ununterbrochen Lebenskraft, die der Yogi in höhere Lebenskräfte (Stufen-Pfad des Patanjali 6 bis 8, siehe *Das rororo Yoga-Buch für Anfänger*, Seite 17 ff.) transformiert.

Die physischen, psychischen und mentalen Kräfte eines Yogis sind Resultate der jahrelangen Bemühung in der Perfektionierung eines Pranayamas. Wunderheiler, Hypnotiseure und Hellseher aktivieren bewußt oder unbewußt Prana. Dennoch möchte ich darauf hinweisen, daß Yoga Hypnose ablehnt, da der Hypnotisierte auf jeden Fall in ein Abhängigkeitsverhältnis gerät. Es tritt keine dauerhafte Heilung ein, denn der Hypnotisierte wird abhängig, das heißt, er verliert seine Fähigkeit, sich aus eigener Kraft zu befreien. Eine vollständige Heilung findet aber nur dann statt, wenn man sie aus eigener Kraft herbeiführt.

Die Yogatheorie lehrt, daß die atmosphärische Luft zu 79 Prozent aus Stickstoff, zu 20 Prozent aus Sauerstoff und zu 1 Prozent aus anderen Gasen besteht. In diesem 1 Prozent ist Prana enthalten. Der Yogaübende filtriert und absorbiert also, besonders über klassischen Pranayamas (Atemregelungen), das Prana aus der atmosphärischen Luft.

Jemand, der schon lange Jahre Yoga praktiziert, wird vielleicht schon einmal erfahren haben, wie Prana in ihn eindringt. Das geschieht nicht irgendwo, sondern angenehm fühlbar genau an der Medulla Oblangata (das ist der Bereich des Höckers am Hinterkopf).

Wichtig ist, daß Sie Ihren Yoga nicht allzu begrenzt und damit grob körperlich begreifen. Denken Sie bewußt daran, denn das ist der erste Schritt, Prana in Ihrem Körper zu aktivieren. Ihre Yogaübungen mit der jeweiligen Atemregelung regen Prana an. Auch wenn Sie diese Dinge noch nicht glauben können, fangen Sie einfach an zu praktizieren!

III. Die Pranayamas

Das sollten Sie beim Üben von Pranayamas beherzigen

o Wichtig ist, daß Sie in einem *Sitz* Pranayamas üben können, in dem Sie nicht von Schmerzen abgelenkt werden und bequem und fest sitzen können. Alle Muskeln bis zu den Gesichtsmuskeln hin sind ganz entspannt, Ihre Kopf- und Wirbelsäulenhaltung ist gerade und aufrecht. Im Falle, daß Ihnen auch die leichten Yogasitze – wie der Schneider-Sitz (Sukhasana) oder der Diamant-Sitz (Vajrasana) – schwerfallen, versuchen Sie es dann mit dem Deckenrollensitz (siehe auch *Das rororo Yoga-Buch für Anfänger*, Seite 121 ff.).

o Halten Sie in Ihrem Yogasitz die Hände in der *Jnana-Mudra* (Weisheits-Siegel). Die Jnana-Mudra hilft dem Übenden, die Konzentrationslenkung und die Sammlung in die Pranayamas zu vertiefen.

o Pranayamas sollen immer *in Verbindung mit Asanas* (Körperübungen) praktiziert werden. Die Asanas geben dem Körper die notwendige Reife und Aufnahmekapazität, damit die Pranayamas noch bessere Resultate erzielen können.

o Übende mit Herz-, Augen-, Ohren- oder Leberleiden sollten den Atem nur kurz (1 Sekunde) oder gar nicht anhalten. Erst bei einer Besserung des Leidens darf allmählich gesteigert werden. Das *Atemhalten* darf nur erhöht werden, wenn der Übende einmal täglich, besser noch morgens und abends praktiziert. Der Atem darf nur so lange – und das gilt für alle – angehalten werden, wie Sie sich wohl dabei fühlen. Übertreiben Sie nicht, und gehen Sie nur bis zu Ihren natürlichen Grenzen vor, alles andere würde dem Heilprozeß eines Pranayamas nur entgegenwirken.

o *Üben Sie* immer *behutsam* und gehen Sie *liebevoll* mit Ihrem Körper um. Pranayamas sind keine Gewaltakte! Druck auf den Augen und Ohren sind bereits ein Zeichen dafür, daß Sie etwas erzwingen wollen.

o Zur Atemkontrolle gehört die perfekte Atemführung bei der Ein- und Ausatmung sowie die extrem wichtige Selbstkontrolle beim Atemhalten. Die Kunst der *Atembeobachtung* müssen Sie beherrschen, wenn Sie eine überdurchschnittliche Atemkontrolle erreichen wollen.

o Es ist gut möglich, daß Sie anfangs beim Üben von Pranayamas ein leichtes *Zittern* Ihres Körpers verspüren und leicht *schwitzen*. Das wird sich allmählich verlieren. Auch bei den Asanas kann ein leichtes Zittern des Körpers andeuten, daß das Asana noch nicht gefestigt ist. Auch das vergeht durch regelmäßige Übung.

o In den hier folgenden Pranayamas atmen Sie *durch die Nase ein und aus*. Nur in Sitali, Sitkari und Bhujangini sollten Sie durch den Mund ein- und durch die Nase ausatmen.

o Falls Sie in irgendeinem Pranayama *Schwierigkeiten* haben mit dem Ein- und Ausatmen und dem *Atemhalten* von zwei Sekunden, versuchen Sie bitte, sich erst nur auf die Ein- und Ausatmung zu beschränken. Erst nach der sicheren Beherrschung der Ein- und Ausatmung sollten Sie das Atemhalten (Kumbhaka) hinzufügen.

o Das *Mantra –OM–* wird immer dann angewandt, wenn Sie die Konzentration im Yoga vertiefen wollen. Sie können –OM– auch als Zeiteinheit verstehen. Das heißt z. B., daß Sie beim Atemhalten von zwei Sekunden innerlich (ohne Lippen- und Zungenbewegung) zweimal O...OO...MM..., O...OO...MM... flüstern.

o Ein noch intensiveres Pranayamafortschreiten sollte nur unter der Aufsicht eines *erfahrenen Yogalehrers* erfolgen, der die Aufnahmekapazität des Übenden überprüfen kann.

o Sie sollten möglichst mit *leerer* Blase und *leerem* Darm Yoga praktizieren.

Wenn Sie Pranayamas regelmäßig üben, werden Sie die Fähigkeit erlangen, sich *nach innen* zurückzuziehen. Diese innere Sammlung offenbart sich allmählich als fried- und freudvolle Schwingung, die sich so vertiefen kann, daß Sie sie sogar im Alltag wahrnehmen können. Der Fortschritt in den Pranayamas und Asanas zeigt sich unter anderem auch in der Fähigkeit, diese Kraft der Sammlung in den Alltag hinüberzunehmen.

Yoga wirkt also nicht nur während der Übungszeit. Allmählich werden Sie verstehen, daß Yoga ein Lebensweg werden kann. Lassen Sie sich auf diesem Weg nicht von Leuten aufhalten, die es immer besser wissen.

Vorbereitung der Pranayamas

Die Yogiatmung (siehe *Das rororo Yoga-Buch für Anfänger*, S. 44 ff.) ist das erste Pranayama und zugleich Ausgangsbasis zu anderen wissenschaftlichen Atemtechniken. Sie sollten sie aber nicht nur als «Sprungbrett» zu anderen Pranayamas betrachten, sondern als Basisübung einsetzen, um Ihr Atemsystem ständig zu pflegen und zu kontrollieren. Falls Sie irgendein Pranayama als besonders effektvoll empfinden, werden Sie es noch besser entwickeln können, wenn Sie in Ihrem täglichen Übungsprogramm auch das atmende Einleben in die Yogiatmung praktizieren.

Im Yoga soll der Atem verlängert und vertieft werden. Der Yoga lehrt, daß jeder Atem in drei Phasen aufgegliedert wird. Die Einatmungsphase (Puraka), die Ausatmungsphase (Rechaka) und die Phase des Atemhaltens (Kumbhaka). Die wissenschaftlichen Pranayamas geben genau an, auf welche Art und Weise man ein- und ausatmen soll und wie der Atem gehalten wird. Die traditionellen Yogasysteme lehren, daß ein Verhältnis zwischen Puraka, Rechaka und Kumbhaka besteht. Dieses Verhältnis wird für verschiedene Systeme auch mit unterschiedlichen Angaben der *Zeiteinheiten* überliefert. So gibt es Pranayamas, wo im Verhältnis 1:4:2 geatmet wird. Das heißt in einem *einfachen* Pranayama: 12 Zeiteinheiten: Einatmen, 48 Zeiteinheiten: Atemhalten, 24 Zeiteinheiten: Ausatmen, in einem *höheren* Pranayama: 16 Einatmen, 64 Atemhalten, 32 Ausatmen, im *höchsten* Pranayama: 20 Einatmen, 80 Atemhalten und 40 Ausatmen. Die Steigerung der Zeiteinheiten im Verhältnis 1:2:2 gilt als allgemeiner Maßstab. Eine andere Lehre der Zeiteinheiten geht von dem individuellen astronomischen Sternbild des Übenden aus. Doch das führt uns jetzt hier zu weit. Diese Unterschiede kennzeichnen keinesfalls eine Verwirrung in der Atemlehre des Yogas. Sie enthält über Jahrtausende gesammelte Erfahrungen, die zur Vertiefung des speziellen Pranayamas führen. Jedoch sollten diese Pranayamas nur unter Aufsicht eines ständig kontrollierenden Yogalehrers ausgeführt werden. Außerdem müssen Sie täglich praktizieren, um überhaupt Fortschritte zu merken.

Ich persönlich halte die Vertiefung der Pranayamas mit diesen Steigerungen und Dimensionen, besonders des Atemhaltens, für westliche Menschen nicht für geeignet. Ja sogar für gefährlich! Es gibt aber viele bekannte indische Yogis, die die Lehre der Pranayamas auf den westlichen Menschen abstimmten, ohne damit das klassische Pranayama in seiner ursprünglichen Form zu verändern. Denn die andere Mentalitätsstruktur, die anderen klimatischen Verhältnisse und der andere Arbeitseinsatz des westlichen Menschen erfordern auch ein an ihn angepaßtes Pranayama.

Es ist eine Tatsache, daß die meisten Menschen ihre Lunge ungenügend beatmen und daß durch Yogaübungen die Kapazität der Lunge ausgeweitet werden kann. Durch Yoga-Pranayamas können Sie die eigene Lungenkapazität auf natürliche Weise erheblich erhöhen. Niemand sollte sich jedoch im Yoga damit brüsten, den Atem bis 100 oder 200 Zeiteinheiten lang anhalten zu können. Das hat mit einer Vertiefung der Pranayamas wenig zu tun. Vielleicht kann ein Mensch, der mit Tauchen nach Muscheln seinen Lebensunterhalt verdient, eine solche Höchstleistung bringen.

Doch das Üben von Pranayamas hat nichts mit Hochleistungssport zu tun. Auch den Fortschritt im Hatha-Yoga kann man nicht nur mit den körperlich schwierigsten Stellungen erreichen. Es gibt genug leichte Asanas, die die gleichen Wirkungen wie die akrobatisch anmutenden Stellungen erzielen.

Bemerkung:

Pranayamas entwickelt man durch tägliches Üben, wobei sich das Kumbhaka (Atemhalten) auf natürliche Weise verstärkt. Sie kontrollieren sich selbst und erfahren, wie lange Sie den Atem ohne Schwierigkeiten anhalten können. Sie werden allmählich den Atem immer länger anhalten und immer tiefer ein- und ausatmen können. Geben Sie sich Zeit.

Achtung:

Alle Pranayamas und sonstige Atemübungen mit einem Atemanhalten sind schwer Herz- und Lungenkranken untersagt!

Bei der Körperstreckung bestimmen Sie selbst Ihre individuelle Belastbarkeitsgrenze, und dasselbe gilt auch für die Atemübungen. Ihr Atem ist wie ein Instrument. Sie selbst müssen ihn vollendet «bespielen» lernen. Ergründen Sie das Wesen des Atmens. Sie müssen bewußt schnell oder langsam atmen können, das heißt die Atemwirkung erfahren, um den Atem kontrollieren zu können. Lassen Sie ihm auch einmal seine Ruhe, beobachten Sie ihn nur.

Pranayama ist mehr als nur Sauerstoffaufnahme. Es ist vor allem ein Mittel der Konzentrationslenkung. Wer länger und regelmäßig übt, der wird empfinden lernen, wie er in angenehmer Weise aufgeladen und erhoben wird. Das wird Ihnen nur gelingen, wenn Sie gelernt haben, *über* dem Atem zu stehen, ihn durch und durch zu kennen. Pranayamas sollen Energiekonzentration (Prana) und Kraft von innen heraus entwickeln.

Der Reinigungsatem (Kapalabhati)

Kapala heißt Schädel, Bhati heißt Licht oder Reinigung. Diese Übung hat eine stark heilende Wirkung, wenn sie in der richtigen Form praktiziert wird. Die Heilwirkung ist ein positiver Nebenfaktor dieser Atmungsform, denn eigentlich wurde diese Atmung von den alten Yogis erschaffen, um die betreffenden Nerven des Zentrums Ajna-Chakra derart anzuregen, daß sich das *Licht des geistigen Auges* in allmähliche Form entwickeln läßt.

Wenn man sie perfekt beherrscht, ist Kapalabhati eine extrem starke Übung, die fühlbar alle Zellen in anregende Schwingung versetzt. Nach regelmäßigen Bemühungen können Sie feststellen, daß das zeitweise auftretende Wärmegefühl nicht nur von der Blutzirkulation, sondern vielmehr von einer pranischen Energiebewegung herrührt.

Kapalabhati kann zur Vorbereitung der Pranayamas und Asanas praktiziert werden, denn die verstärkte Durchblutung des Gehirns beeinflußt die Konzentration positiv, so daß Phlegma (Tamas) und übertriebene Müdigkeit vertrieben werden. Praktizieren Sie diese Übung immer dann, wenn Sie negativ gestimmt sind. Setzen Sie dieser schwächenden negativen Stimmung die stimulierende Kraft des Kapalabhati entgegen!

Kapalabhati wird in einer sitzenden Position praktiziert und intensiviert; Anfänger können es aber durchaus erst einmal im Liegen probieren.

I. Variation: Geringer Schwierigkeitsgrad

Ausführung:

1) Sie legen sich vollkommen entspannt hin. Sie strecken die Beine aus, Füße und Fußspitzen weisen zur Seite. Die Augen sind geschlossen.
Legen Sie die rechte Hand kontrollierend auf den Bauchnabel und atmen Sie auf ha...ha...ha... aus. Die Bauchdecke senkt sich.

2) Atmen Sie langsam, direkt in den Bauch, durch die Nase ein. Sie fühlen, wie die Bauchdecke die daraufliegende rechte Hand hebt.
Sie halten den Brustraum unbeweglich und widmen Ihre ganze Aufmerksamkeit nur dem Bauchraum.

3) Wenn der Bauch beatmet ist, atmen Sie sofort und schnell durch die Nase aus. Durch den Impuls der schnellen Ausatmung geht die Bauchdecke abrupt nach unten, und die Luft wird mit einem im Nasengang erzeugten Reiblaut ausgestoßen.

4) Nach der schnellen Ausatmung erfolgt automatisch eine Einatmung. Richten Sie Ihre Aufmerksamkeit in den Bauchraum, und nehmen Sie die selbständige Rückbewegung der Bauchdecke wahr.

5) Wenn der Bauch nun beatmet ist, atmen Sie sofort wieder schnell durch die Nase aus.

6) Praktizieren Sie dieses langsame Ein- und schnelle Ausatmen fünfmal hintereinander.

7) Öffnen Sie nach dem fünften Mal halb die Augen für einige Sekungen. Dann schließen Sie sie wieder. Jetzt lenken Sie sekundenlang all Ihre Konzentration ins Ajna-Chakra. Versuchen Sie die Ruhe des Atems zu genießen. Im Yoga ist es nie egal, wohin man das Bewußtsein, die Aufmerksamkeit vor, während oder nach einer Übung wendet. Lassen Sie deshalb Kapalabhati in Ihrem Zentrum Ajna-Chakra «ausklingen».

8) Wiederholen Sie die ganze Übung danach noch zweimal.

Achtung:

Atmen Sie niemals übertrieben stark aus. Sie dürfen keinen übermäßigen Druck auf die Ohren und Augen empfinden.

Nur Bauchdecke und Bauchraum bewegen sich im Kapalabhati. Der Brustraum bleibt unbeweglich. Sie dürfen weder mit der Wirbelsäule wippen noch die Schultern hochziehen. Keine einzige Rippe darf sich bewegen. Nur die Nasenflügel sind erlaubt.

Es ist auch darauf zu achten, daß die Halsmuskulatur nicht krampfartig hervortritt. Legen Sie nach jedem Durchgang unbedingt eine produktive Pause ein.

Wenn Sie Kapalabhati im Liegen gut beherrschen, werden Sie auch im Yogasitz bei gerader Kopf- und Wirbelsäulenhaltung bald keine Schwierigkeiten mehr haben.

II. Variation: Höherer Schwierigkeitsgrad

Ausführung:

1) Sie setzen sich im Yogasitz hin. Sie nehmen die Handstellung Jnana-Mudra ein. Atmen Sie auf ha...ha...ha... aus.

2) Atmen Sie langsam in der Bauchatmung ein, und nehmen Sie wahr, wie die Bauchdecke sich hebt.

3) Jetzt atmen Sie schnell durch die Nase aus. Danach atmen Sie *schnell* statt langsam durch die Nase *ein*. Sie atmen also schnell

ein und danach sofort wieder schnell aus.

4) Atmen Sie fünfmal hintereinander schnell ein und aus, und legen Sie dann eine kurze Pause ein. Wiederholen Sie danach noch zweimal die ganze Übung.
Sie können wie folgt erhöhen:
4 Durchgänge mit 6 Ein- und Ausbewegungen – im 1. Monat
5 Durchgänge mit 7 Ein- und Ausbewegungen – im 2. Monat
6 Durchgänge mit 8 Ein- und Ausbewegungen – im 3. Monat
7 Durchgänge mit 9 Ein- und Ausbewegungen – im 4. Monat
8 Durchgänge mit 10 Ein- und Ausbewegungen – im 5. Monat.

Achtung:

In dieser fortgeschrittenen Form von Kapalabhati arbeitet die Bauchdecke wie der Blasebalg des Schmieds. Erst saugt sie die Luft an, und dann stößt sie sie wieder aus. Lenken Sie das Bewußtsein in den Bauch, und verfolgen Sie diese blasebalgähnliche Bewegung. Versuchen Sie Ihre individuelle Grenze nicht zu überschreiten. Lassen Sie also Ihren Atem kontrolliert schnell ein- und ausgehen. Nach diesem aktivierenden schnellen Ein- und Ausatmen lassen Sie den Atem in Ruhe. Genießen Sie die Pause in der Atemstille! Diese Stille ist ein wichtiger Teil von Kapalabhati.

Wenn Sie die fortgeschrittene Form des Kapalabhati einige Monate lang geübt haben und spüren, daß die blasebalgähnliche Bewegung der Bauchdecke nahezu automatisch verläuft, können Sie dazu übergehen, während der ganzen Übung (inklusive der produktiven Pause) die Aufmerksamkeit ins Ajna-Chakra, also zwischen die Augen, zu lenken. Die Übung erreicht dadurch ihre optimale Wirkung, da dieses Zentrum Ajna-Chakra die Energieimpulse der Übung steuert, die Energie verteilt und sie schwingungsmäßig ausklingen läßt. Entwickeln Sie diesen Reinigungsatem in der beschriebenen Form langsam und ohne Hast.

Kapalabhati nimmt eine Sonderstellung bei den Pranayamas ein, denn es wird ohne Atemhalten (Kumbhaka) ausgeführt. Kapalabhati wird den Shatkarmas zugeordnet. Die Shatkarmas sind eine Gruppe von sechs Übungen, die sich mit Reinigungsarten für die Nase, den Mund, die Zähne, die Zunge und den Darm beschäftigen.

Heilwirkung:

Das Gehirn wird vermehrt durchblutet. Die Bronchien kräftigen sich. Die Lunge arbeitet intensiver und versorgt den Körper besser mit Sauerstoff. Die Stirnhöhle bleibt frei von Krankheiten; die Verdauung wird angeregt. Phlegma und übertriebene Müdigkeit verschwinden. Verstopfte Nasengänge werden geöffnet; die Nase kann ihre Aufgabe als Filtrierungsorgan wieder voll übernehmen.

Kapalabhati ist eine äußerst belebende Atmung, die geeignet ist, sich eine vitale Gesundheit zu erhalten und die eigene Konzentrationsfähigkeit zu erhöhen. Die pranische Energiebewegung wird angeregt.

Der kühlende Reinigungsatem (Sitali)

Sitali heißt kalt oder kühl. Mit diesem Pranayama läßt sich die Körpertemperatur herabsetzen, ja, Sie können sogar leichtes Fieber wegatmen. In besonders heißen Gegenden von Indien wendet man Sitali an, um die starke Sonneneinwirkung besser ertragen zu können.

In einigen Yogabüchern heißt es, daß bei extrem kalten Temperaturen Sitali nicht praktiziert werden sollte, da die Gefahr der Unterkühlung besteht. Das kann leicht mißverstanden werden. Natürlich ist ein minutenlanges Üben von Sitali in kalten Gegenden nicht zu empfehlen, da es eine übermäßige Abkühlung des Körpers zur Folge haben könnte, jedoch in Maßen kann Sitali auch in kälteren Gebieten eingesetzt werden. Eine nervliche Überspannung, Gereiztheit, die bis zu einem gewissen Nervenzittern führen kann, löst eine unnatürliche, unkontrollierte Wärme im Körper aus. Diese nervlichen Spannungszustände kann der Mensch im Sommer und im Winter erleben. Sitali kann hier, unabhängig von der Jahreszeit und in Maßen (etwa drei- bis fünfmal) praktiziert, eine Linderung dieser nervlichen Überspannung bringen.

Menschen jedoch, die ständig frieren, also ausgesprochen kälteempfindlich sind, sollten besser Kapalabhati üben und so lange auf Sitali verzichten, bis ihr Kälteempfinden sich wieder normalisiert hat.

Sitali, Sitkari, Bhujangini und Kapalabhati sind Reinigungsatemübungen. Sie sollten sich am besten für eine dieser Atmungsweisen entscheiden und diese dann drei- bis fünfmal vor dem eigentlichen Hauptpranayama praktizieren.

Ausführung:

1) Sie nehmen Ihre beliebte Sitzposition ein. Achten Sie dabei auf eine gerade Kopf- und Wirbelsäulenhaltung. Legen Sie die Handballen seitlich, Daumen und Zeigefinger berühren sich (Jnana-Mudra), auf die Knie auf.

2) Atmen Sie auf ha...ha...ha... aus. Jetzt versuchen Sie, Ihre Zunge zu einer Rinne zu formen. Heben Sie das Kinn ein wenig an.

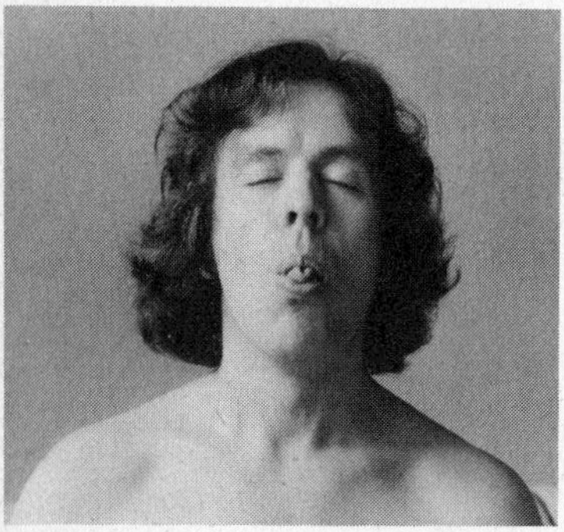

3) Atmen Sie langsam durch die Zunge ein. Dabei entsteht ein zischender Laut. Halten Sie den Laut gleichmäßig, und führen Sie den kühlen Atem hinunter zum Bauch.

4) Halten Sie 2 Sekunden den Atem an.

5) Atmen Sie langsam durch die Nase aus.

6) Sie öffnen die Augen halb und suchen das Zentrum Ihrer Konzentration zwischen den Augen, Ajna-Chakra. Schließen Sie die Augen, und beenden Sie Sitali in einer produktiven Pause.

Achtung:

Konzentrieren Sie sich auf den kühlen, abwärtsstrebenden Luftstrom. Denken Sie nicht an die Yogiatmung, sondern lenken Sie Ihre Aufmerksamkeit nur auf den kühlen Atem.

Heilwirkung:

Die wohltuende abkühlende Wirkung macht sich in der Augen-, der Ohren-, der Hals- und der Rachengegend bemerkbar. Gallenschmerzen können gelindert werden. Wer an übermäßigem Appetit und Durst leidet, sollte Sitali üben. Die Verdauung wird angeregt, und Magenkrankheiten können geheilt werden.

Hustenkrankheiten wird vorgebeugt. Milz und Leber werden aktiviert.

Sitali erfrischt, beruhigt die Nerven und vertreibt Phlegma und übertriebene Müdigkeit.

Der kühlmachende Atem (Sitkari)

Sita heißt kalt und Kari machen.

Ausführung:

1) Im Sitkari wird die Zunge leicht oben an den Gaumen angelegt. (Wenn Sie die Zunge vom Gaumen wegnehmen, hören Sie ein schnalzendes Geräusch!) Versuchen Sie also die Zunge am Gaumen zu halten und allmählich durch den Mund einzuatmen. Es muß beim Einatmen ein gleichbleibendes Geräusch des Lufteinschlürfens entstehen. Bitte übertreiben Sie nicht, bleiben Sie ganz natürlich.

2) bis 6) siehe Sitali.

Der Schlangentrunk (Bhujangini)

Ausführung:

1) In Bhujangini lassen Sie die Zunge ganz entspannt im Mund liegen. Öffnen Sie den Mund etwas, und versuchen Sie mit dem Mund ein O zu formen. Jetzt atmen Sie mit einem tief rauschenden Laut ein.

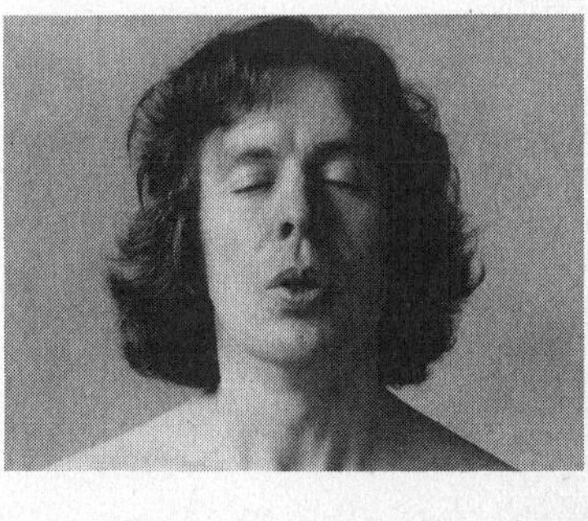

2) bis 6) siehe Sitali.

Wenn Sie das Gefühl haben, daß Sie Sitali oder diese zwei Variationen gut beherrschen und auch eine angenehme Wirkung verspüren, können Sie beginnen, Ihre Vorstellungskraft (Bhavana) einzusetzen, um diese Übungen zu vertiefen:

Denken Sie *bewußt* – vor allem während des Atemhaltens – daran, daß Sie mit der Einatmung Gesundheit, Reinheit, Vitalität und Licht in Ihren Körper bringen. Dann atmen Sie langsam durch die Nase aus und stellen sich vor, wie mit der Ausatmung Krankheiten, Unreinheiten und Disharmonie Ihren Körper verlassen. Vorstellung schafft Wirklichkeit, das gilt auch für Yoga.

Bemerkung:

Es genügt vollkommen, diese Pranayamas drei- bis fünfmal hintereinander zu praktizieren. Allmählich können Sie das Atemhalten auf 5 Sekunden erhöhen. Wenn Sie den Atem so lange halten, wie es Ihnen angenehm ist, wird sich die Kraft des Kumbhakas (Atemhaltens) bei regelmäßigem Üben von selbst erhöhen.

Der siegreiche Atem (Ujjayi-Pranayama)

Das Wort Ujjayi läßt sich als aktiver Vorgang übersetzen, der mit Erfolg, Sieg und Ehre gekrönt wird. Ujjayi ist ein Pranayama von großer Heilwirkung. Ein Ziel der Yoga-Meditation ist die Wahrnehmung fried- und freudvoller Gefühle (Ananda genannt) von innen her.

Ujjayi ist bekannt dafür, eine gefühlstiefe Basis zu schaffen, um meditatives Erleben zu ermöglichen.

I. Variation: Geringer Schwierigkeitsgrad

Ausführung:

1) Setzen Sie sich in eine feste Sitzhaltung. Sie müssen bequem sitzen (notfalls auf der Deckenrolle), denn Sie dürfen nicht von schmerzenden Gliedern abgelenkt werden.

2) Sie öffnen die Augen halb, sekundenlang, und schließen sie. Atmen Sie feinfühlend auf ha...ha...ha... aus. Gehen Sie mit Konzentration zwischen die Augenbrauen.

3) Sie schließen nun den Mund und atmen langsam durch die Nase ein, direkt in den Brustraum.

Achtung:

Bei der Einatmung durch die Nase müssen Sie den Atem in der Nasenhöhle richtig als abtastend empfinden, gleichsam «greifen» können. Dann richten Sie die Aufmerksamkeit auf den Kehlkopf. Die Stimmbänder des Kehlkopfes sind die Ventile, durch die der einströmende Atem gebremst wird. Beim Einatmen blockieren Sie leicht durch die Stimmbänder und erzeugen einen gleichbleibenden, angenehm weichen Summlaut. Dieser Summlaut soll in dieser milden Form gehalten werden. Belasten Sie die Stimmbänder nicht unnatürlich. Ihr Brustraum weitet sich, als wenn Sie eine stolze Siegerpose einnehmen wollten.

4) Ist der Brustraum voll beatmet, atmen Sie direkt langsam und geführt durch die Nase aus.

5) Nach der Ausatmung öffnen Sie die Augen halb, sekundenlang, und schließen Sie sie allmählich. Versammeln Sie die Konzentration ins Ajna-Chakra. Lassen Sie dort die Übung ausklingen, mindestens 10 bis 15 Sekunden.

6) Wiederholen Sie die Übung viermal.

Nach einigen Wochen (täglich zweimal üben!) werden Sie die angenehme Wirkung dieser Übung verspüren. Jetzt sollten Sie das *Atemhalten* (Kumbhaka) in die Übung einbauen:

Im ersten Monat – 2 Sekunden

Im zweiten Monat – 3 Sekunden

Im dritten Monat – 4 Sekunden

Pranayamas mit längerem Atemhalten (Kumbhaka) müssen mit *Jalandhara-Bandha* praktiziert werden (Jalandhara heißt Netz und

Bandha fesseln bzw. halten). Wie später noch ausführlicher erklärt, müssen Sie das Kinn auf die Brust pressen, um so den Atem anzuhalten. Andernfalls würde beim langen Atemhalten der Blutdruck auf die Augen, Ohren und zum Gehirn hin stark steigen. Durch den Druck des Kinns auf die Brust wird die Kopfschlagader (Carotis) positiv beeinflußt. Das wiederum löst einen Nervenimpuls aus, der zur Herzberuhigung führt. Jalandhara-Bandha ist also eine Art Sicherheitsverschluß, der außerdem das innere Rückenmark der Wirbelsäule in eine «ziehend-spannende» Bewegung versetzt und somit eine gehirnstärkende Aktion anregt. Die Yogis bezeichnen Jalandhara-Bandha als «nektarhaltenden Verschluß». Das aktivierte Prana wird wie in einem Netz aufgefangen, findet seine richtige Verteilung, und der Yogi lernt es fühlbar zu genießen. Äußerlich gesehen hilft Jalandhara-Bandha Atemkapazität zu entwickeln. Vor allen Dingen jedoch wird die Suche nach psychischer Kraft erleichtert.

II. Variation: Höherer Schwierigkeitsgrad (Ujjayi mit Jalandhara-Bandha)

Ausführung:

1) Befolgen Sie bitte die Anweisungen aus der I. Variation.

2) Ist die Einatmung in den Brustkorb beendet, versuchen Sie bitte direkt nach der Einatmung mit dem Kinn zwischen den Schlüsselbeinen das Brustbein zu berühren. Gehen Sie behutsam vor, nicht zu langsam, aber auch nicht zu ruckartig. Halten Sie das Kinn auf der Brust. Die Nacken- und Halsmuskulatur soll sich in einem angenehmen Spannungszustand befinden. Halten Sie jetzt den Atem 2 Sekunden an.

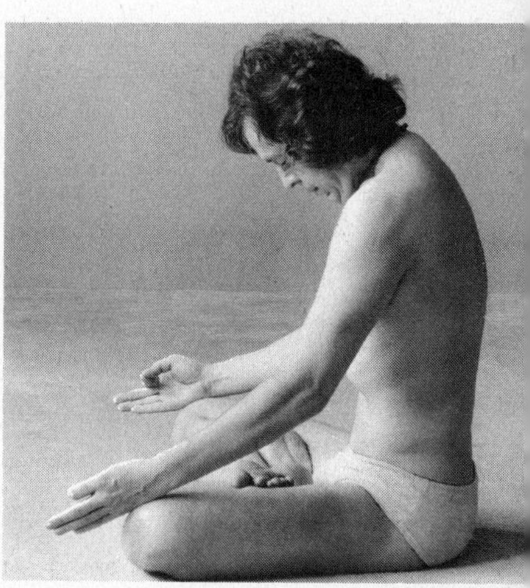

3) Dann atmen Sie langsam durch beide Nasengänge aus.

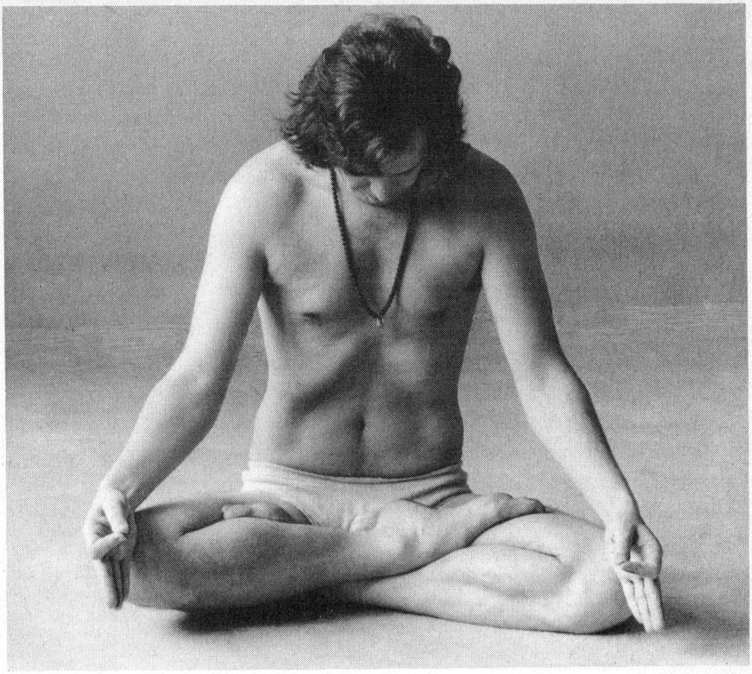

Und weiter gilt:

○ Sie können das Atemhalten allmählich auf 5 Sekunden erhöhen und es mit Jalandhara-Bandha verbinden.

○ Haben Sie längere Zeit Jalandhara-Bandha geübt und damit angenehme Erfahrungen gemacht, können Sie auch die Ausatmung im Ujjayi mit gebremstem Atem ausführen, das heißt, Sie atmen mit dem milden gleichbleibenden Summlaut durch die Nase aus.

○ Beherrschen Sie die Ausatmung mit diesem Summlaut, versuchen Sie Ihre Imaginationskraft (Bhavana) einzusetzen. Sie atmen ein und versuchen sich vorzustellen, wie das reinigende, lichte Prana Ihren physischen Körper bis zu den Haar- und Fußspitzen durchdringt. Sie fühlen, wie jede Zelle Ihres Körpers, wie das ganze Nervensystem dieses Prana auffängt und wie sich das Prana beim Atemhalten in seiner Wirkung vertieft. Jetzt atmen Sie aus und stellen sich vor, daß mit dem Ausatmen alle Disharmonie, alle Unreinheit und alles Dunkel den Körper verläßt.

○ Ujjayi sollte als Hauptpranayama betrachtet werden und kann jeweils am Schluß Ihrer Yogaübungen praktiziert werden.

Achtung:

Drücken Sie das Kinn nicht mit Macht auf die Brust! Wenn Sie das Brustbein nicht berühren können, bleiben Sie bei Ihrer sorgfältig ermittelten individuellen Streckgrenze! Die perfekte Ausführung von Jalandhara-Bandha erfordert eine ziemlich dehnbare Hals- und Nackenmuskulatur! Diese Streckung wird über regelmäßiges Üben der Asanas erreicht. Besonders die Kerze, Halb-Kerze und die Pflug-Stellung sind gut geeignet.

Alle Pranayamas mit Atemhalten (Kumbhaka) sind schwer Herz- und Lungenkranken untersagt. Menschen mit zu hohem oder zu niedrigem Blutdruck sollten im Ujjayi kein Atemhalten ausführen, sondern sofort wieder ausatmen.

Heilwirkung:

Der Kreislauf wird stabilisiert, die Lunge bis in die Lungenspitzen reichlich mit Sauerstoff versorgt. Phlegma und Müdigkeit verschwinden. Die Verdauung wird angeregt. Ujjayi führt zur Beruhigung der Nerven und beseitigt übertriebene Hitze, besonders in der Kopfgegend. Der Appetit wird besser. Der Körper bleibt gesund, der physische Verfall kann aufgehalten werden. Die Bronchien werden gestärkt; leichtes Fieber kann förmlich weggeatmet werden.

Wir beatmen die Nasengänge einzeln

Im Yoga ist es wichtig, daß Sie die Nasengänge getrennt voneinander beatmen können.

Ausführung:

Wenn Sie im rechten Nasengang einatmen wollen, schließen Sie mit dem kleinen Finger und Ringfinger der rechten Hand den linken Nasengang; Sie atmen rechts. Nach der Einatmung lösen Sie die Finger, schließen Sie den rechten Nasengang mit dem Daumen und atmen links langsam aus.

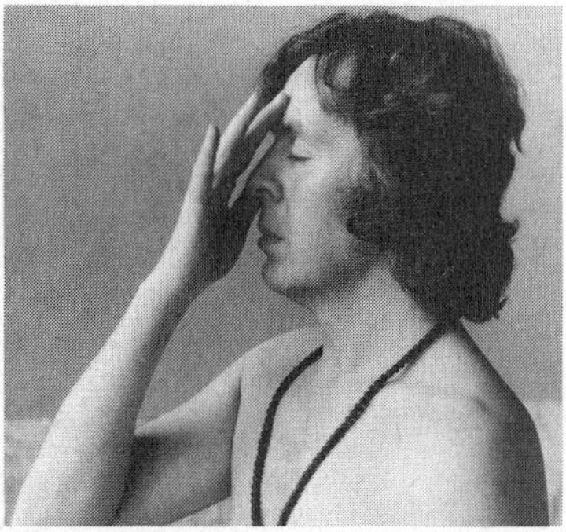

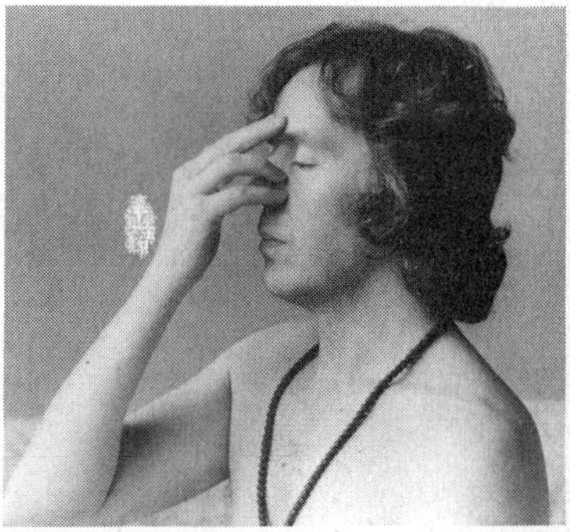

Achtung:

Den kleinen Finger, Ringfinger und Daumen jeweils *nur leicht* an den Nasenflügel drücken, so daß der jeweilige Nasengang sich schließt. Der Daumen ist «positiv geladen» und hat somit den positiv geladenen rechten Nasengang zu betreuen; der kleine Finger und der Ringfinger sind «negativ geladen» und beschränken sich auf den negativ geladenen linken Nasengang.

Der Zeigefinger und der Mittelfinger der rechten Hand können neutralisierend auf das Zentrum zwischen den Augen, dem Ajna-Chakra, aufgelegt werden.

Die wechselseitige Nasenatmung (Nadi-Sodhana-Pranayama)

Mit dem Wort «Nadi» bezeichnet man im Yoga einen inneren Nervenkanal, mit Sodhana seine Reinigung. Beim Üben von Pranayamas werden die Kanäle aktiviert und gereinigt. Die Wirkung dieser Säuberung drückt sich in einem zunehmenden physisch-psychischen Wohlgefühl aus.

Mit der wechselseitigen Nasenatmung kann die verlorene innere Harmonie wiedergefunden werden. Ein negativer Lebensrhythmus, der Ihr inneres Gleichgewicht stört, wird ausbalanciert.

Vorbereitend sollten Sie folgendes tun:

○ Setzen Sie sich in Ihren bevorzugten Yogasitz. Sie müssen bequem, fest und ruhig sitzen, mit aufrechter Kopf- und Wirbelsäulenhaltung.

○ Jetzt kontrollieren Sie, ob Ihre Nasengänge frei sind. Versuchen Sie sich, gegebenenfalls über Kapalabhati, von verstopften Nasengängen zu befreien.

○ Öffnen Sie die Augen halb, und schließen Sie sie wieder. Atmen Sie auf ha...ha... ha ... aus. Sie schließen den linken Nasengang mit dem kleinen Finger und dem Ringfinger der rechten Hand.

Jetzt atmen Sie nur im rechten Nasengang langsam ein und atmen auch direkt wieder langsam aus.

○ Dann öffnen Sie den linken Nasengang und schließen den rechten mit dem Daumen. Und nun atmen Sie langsam links ein und wieder links aus.

Atmen Sie voll ein, daß auch der Brustraum sich füllt. Praktizieren Sie so lange, bis Sie bewußt und sicher diese Atmungsweise anwenden können.

Dann sind Sie bereit für Nadi-Sodhana-Pranayama.

Ausführung:

1) Sie atmen im *rechten* Nasengang, wie vorher erklärt, *ein*, atmen dann aber direkt durch den *linken* Nasengang *aus*, indem Sie mit dem Daumen rechts schließen und den Zeigefinger und Ringfinger vom linken Nasengang lösen.

2) Wenn Sie links ausgeatmet haben, atmen Sie direkt *links* wieder *ein*. Dann schließen Sie den linken Nasengang mit dem kleinen Finger und Ringfinger und wechseln *ausatmend* zum *rechten* Nasengang, indem Sie den Daumen heben.

3) Das Ganze sollten Sie zweimal wiederholen.

Achtung:

Seien Sie bestrebt, den Atem ganz *langsam* zu führen. Ihre Konzentration gilt dem Ein- und Ausatmungs*laut*. Hören Sie genau zu, und halten Sie diese Laute gleichmäßig monoton. Atmen Sie ohne viel Atemgeräusch und ohne Anstrengung. Tritt beim Atmen ein gewisser Druck ein, dann führen Sie den Atem anfangs etwas schneller. Mit dem regelmäßigen Üben erlernen Sie allmählich diesen langsamen Rhythmus!

Denken Sie bei der wechselseitigen Nasenatmung nicht an die Yogiatmung, sondern konzentrieren Sie sich zum Laut hin und atmen Sie langsam. Die aufmerksame Konzentration auf das eigene Ein- und Ausatmungsgeräusch ist der erste Schritt, die eigene «Mind» und die eigenen Gedanken in der Melodie der Ein- und Ausatmung aufgehoben zu wissen.

Die «Mind» hat das Wesen einer Schlange. Ebenso wie die Schlange ist die «Mind» mit ihren unerwünschten Gedanken und ständigen Gemütsschwankungen schwer zu kontrollieren. Wie die Schlange, die sich über den Bewegungsrhythmus der Flöte kontrollieren läßt, läßt sich auch die «Mind» kontrollieren, wenn Sie Ihre ganze Aufmerksamkeit auf den Ein- und Ausatmungslaut richten. Die «Mind» soll sich allmählich in diesen harmonisch bewegten Ein- und Ausatmungslaut «verlieben». Sie soll einfach Stille werden, absorbiert werden, so daß Sie im wahren Sinne des Wortes «aufladen» können.

Die wechselseitige Nasenatmung ist ein Hauptpranayama und sollte immer als Abschluß praktiziert werden. Um sie zu entwickeln, sollten

Sie mindestens drei Durchgänge üben, am besten morgens und abends. Nehmen Sie monatlich einen Durchgang hinzu, und steigern Sie bis zu sieben Durchgängen.

Versuchen Sie ganz auszuatmen, bis Sie das Gefühl haben, daß Ihre Lungen von schlechter Luft frei sind. Wenn Sie die wechselseitige Nasenatmung regelmäßig praktizieren, werden Sie allmählich gleich lang ein- und ausatmen können. Ist diese Harmonie erreicht, nehmen Sie das Mantra –OM– hinzu. Zwischen jeder Ein- und Ausatmung halten Sie 1 Sekunde den Atem an und flüstern «innerlich», also ohne Lippen- und Zungenbewegung: O…OO…MM.

Heilwirkung:

Leichte Kopfschmerzen und eine beginnende Migräne können beseitigt werden. (Üben Sie aber niemals bei starken Kopfschmerzen oder schwerer Migräne.) Das Zentralnervensystem wird gestärkt, und die Sauerstoffzufuhr wird erheblich erhöht. Die pranischen Lebensenergien werden ausbalanciert, das innere Gleichgewicht des Menschen richtet sich aus. Die Nadis, die inneren Nervenkanäle, werden aktiviert und übertragen ihre Kraft und Harmonie auf den physischen Körper.

Der Sonnen-Mond-Ausgleich (Suryabhedana-Chandrabhedana-Pranayama)

Dieses Pranayama sollte nur nach Meisterung von Nadi-Sodhana-Pranayama (der wechselseitigen Nasenatmung) erlernt werden. Es ist ein fortgeschrittenes Pranayama, das mit Geduld und Ausdauer entwickelt werden muß.

Surya heißt Sonne, Chandra Mond. Surya ist, symbolisch gesehen, der innere Nervenstrom *Pingala*, der Positivnerv oder die psychische Energiebewegung rechtsseitig des Körpers. Das Wort Bhedana leitet sich ab von der Wurzel Bhid; dieses Pranayama hat also etwas mit *Hindurchgehen* zu tun. Chandra ist, symbolisch gesehen, der innere Nervenstrom *Ida*, der Negativnerv oder die psychische Energiebewegung linksseitig des Körpers.

Dem Gesetz der Zweiheit folgend wechseln die psychischen Energieströme etwa alle 2½ Stunden ihr Wirkungsfeld. Mal ist das Kraftfeld Idas aktiv in der linken Gehirnhälfte des Menschen, nach 2½ Stunden etwa dann das Kraftfeld Pingalas in der rechten Gehirnhälfte.

Dieser ständig vollzogene Wechsel übt einen starken Einfluß auf den Menschen aus, ob er das nun bewußt wahrnimmt oder nicht. Diesen Wechsel der psychischen Energiebewegung kann man über die Nasenatmung feststellen.

Atmen Sie ganz fein durch die Nase auf die Fingernägel der rechten Hand aus. Wenn Sie das einige Male wiederholen, müssen Sie feststellen können, welcher Nasengang im Moment aktiv ist. (Der rechte oder der linke? Sagen Sie bitte nicht beide!)

Bei Rechtsatmung ist also das Kraftfeld Pingalas aktiv, bei Linksatmung das Kraftfeld Idas.

Es gibt ein Yogasystem, das genau untersucht hat, welche Vorhaben und wichtige Aktivitäten eines Menschen positiv über die richtig ausgewählte Links- oder Rechtsatmung gesteuert werden können. Ganz allgemein läßt sich sagen, daß grobe Arbeiten, wie z. B. das Tragen von Lasten oder das Umgraben des Gartens, dem Menschen leichter fallen, wenn er zum Zeitpunkt der Ausführung die Rechtsatmung praktiziert. Ruhige Arbeiten, etwa am Schreibtisch, haben mehr Erfolg, wenn sie von der Linksatmung begleitet werden.

In Faizabad, einem kleinen indischen Dorf, lernte ich einen Mönch kennen, der mir in einer Teestube gegenübersaß.

Ich sah mit Verwunderung, wie er sich ein kleines krückenähnliches Holzgestell unter die rechte Achsel klemmte und sich darauf stützte. Ich fragte ihn höflich, was denn dieses Gerät bewerkstelligen sollte. Er entgegnete mir: «Ich habe in wenigen Minuten eine wichtige Verabredung und möchte meinen Atem entsprechend lenken!»

Ich habe einige Zeit später die «Holzkrücke» an mir selber ausprobiert und tatsächlich eine Beeinflussungsmöglichkeit der Rechts- und Linksatmung festgestellt. Man kann diesen Wechsel des Atems vom linken in den rechten Nasengang oder umgekehrt durch Übungen oder mit Hilfsmitteln, wie die Krücke, erreichen, das Ziel aber ist eine rein willentliche Beeinflussung.

Bei der Verfeinerung der wechselseitigen Nasenatmung sollten Sie immer mit dem Nasengang beginnen einzuatmen, der im Moment aktiv ist.

Je mehr der Yogaübende versteht, Ida und Pingala auszubalancieren, desto mehr wird er sich selbst kennenlernen. Die vitale Entwicklung physisch-psychischer Energien ist stark von der Reinigung und dem Gleichgewicht dieser inneren Kanäle abhängig.

Es ist ratsam, dieses Pranayama erst vorzubereiten:

o Erst links einatmen – 2 Sekunden den Atem im Kinnverschluß anhalten – dann rechts ausatmen. Beenden Sie die Übung im Ajna-Chakra, und üben Sie danach noch zweimal.

o Am nächsten Tag üben Sie umgekehrt, also erst rechts einatmen – 2 Sekunden den Atem im Kinnverschluß anhalten – dann links ausatmen. Achten Sie darauf, daß Ein- und Ausatmung etwa gleich lang dauern. Diese Gleichmäßigkeit wird nur durch regelmäßige Praxis erreicht.

o Die Ein- und Ausatmung darf nicht heftig sein und erzwungen werden. Lauschen Sie genau dem Ein- und Ausatmungslaut. Die Lautformung wird Ihnen deutlich machen, wo Ihre Schwierigkeiten liegen. Überanstrengen Sie sich niemals. Ruhen Sie nach den Durchgängen öfters in der Savasana (Totenlage) aus.

Ausführung:

1) Sie sitzen bequem und fest mit aufrechter Wirbelsäulen- und Kopfhaltung in Ihrem bevorzugten Yogasitz. Versuchen Sie nun festzustellen, in welchem Nasengang der Atem aktiv ist. Mit der aktiven Seite beginnen Sie einzuatmen. Falls Sie es nicht herausfinden können, beginnen Sie mit dem rechten Nasengang. Die linke Hand liegt in der Jnana-Mudra-Haltung auf den Knien, mit der rechten Hand üben Sie.

2) Nach der Ausatmung auf ha...ha...ha... richten Sie sich auf das Zentrum zwischen den Augen. Öffnen Sie erst die Augen halb, und schließen Sie sie dann allmählich. Jetzt atmen Sie langsam durch den rechten Nasengang ein (ohne viel Geräusch), direkt in den Brustraum, der sich dabei weitet.

3) Nach der Einatmung in den Brustraum halten Sie mit dem Kinnverschluß (Jalandhara-

Bandha) den Atem 2 Sekunden und flüstern «innerlich» zweimal –OM–.

4) Jetzt heben Sie den Kopf allmählich und atmen im linken Nasengang aus. Bringen Sie ganz langsam und gleichmäßig die verbrauchte Luft aus den Lungen heraus.

5) Nach der Ausatmung atmen Sie direkt links ein und zwar wiederum in den Brustkorb, der sich natürlich weitet. Nach der Einatmung halten Sie mit dem Kinnverschluß den Atem 2 Sekunden an und flüstern «innerlich» zweimal –OM–.

6) Atmen Sie ganz langsam rechts aus. Extrem wichtig ist es, dieses Pranayama in einer produktiven Pause ausklingen zu lassen. Gehen Sie in das Zentrum zwischen die Augen. Öffnen Sie erst die Augen halb, und schließen Sie sie dann allmählich.

7) Wiederholen Sie die Phasen 1 bis 6 zweimal.

Und weiter gilt:

○ Sie können das Atemhalten allmählich ausdehnen, doch nicht mehr als 5 Sekunden. Falls Sie der Überzeugung sind, Sie könnten länger den Atem anhalten, befragen Sie einen Yogalehrer. Flüstern Sie als Zeittakt beim Atemhalten –OM– (1 Sekunde = ein langgezogenes –OM–).

○ Wenn Sie frei und sicher üben, werden Sie sich sehr wohlfühlen. Prana wird durch bloßes Üben aktiviert. Stärker noch können Sie den Pranastrom beeinflussen, wenn Sie Ihre Imaginationskraft (Bhavana-Shakti) einsetzen. Versuchen Sie folgende Vorstellung in dieses Pranayama einzuflechten:

○ Durch das Einatmen im rechten Nasengang bringen Sie das sonnenhelle Licht von Pingala in Ihren Körper. Das «Sonnenlicht» durchflutet Sie von den Haar- bis in die Fußspitzen! Dann atmen Sie links aus und versuchen gleichzeitig alle negativen Schwingungen Ihres physisch-psychischen Seins zu vertreiben. Krankheiten, Störungen und jegliche Disharmonie verbannen Sie mit der Ausatmung.

○ Wenn Sie links einatmen, durchdringt das mondenklare Licht von Ida Ihren physischen Körper. Das warme Sonnenlicht trägt vereint mit dem kühlen Mondlicht dazu bei, daß sich Ihr Körper in reinstes Licht verwandelt. Ihre Empfindsamkeit in der Urbeziehung zwischen Mensch und Kosmos wird immer intensiver. Atmen Sie rechts aus, und vertreiben Sie alle negativen Schwingungen, die Sie daran hindern wollen, innerlich frei zu sein. Die Freiheit liegt nicht da oben am Firmament, die Freiheit liegt in Ihnen selber. Wenn Sie ganz Sie selbst sind, sind Sie auch dem anderen am nächsten. Es ist viel wichtiger im Yoga Licht zu *fühlen*, als es visuell zu sehen.

o Falls Sie mit einem dieser Pranayamas Ihre Yogaübungen abgeschlossen haben, bleiben Sie entweder ruhig und empfangsbereit sitzen, so lange Sie können, oder gehen Sie in die Rückenlage. Rollen Sie die Wirbelsäule langsam ab. Ruhen Sie eine Weile in der Savasana (Totenlage) aus. Genießen Sie jetzt die Ruhe, die Freude, den Frieden, die sich aus der Stille offenbart. Nach richtig ausgeführten Pranayamas verspüren Sie eine Gedankenstille, die unerwünschte Gedanken ausschließt. Sie sind «entleert», gereinigt und dennoch erfüllt.

o Üben Sie den Sonnen-Mond-Ausgleich anfangs mit drei Durchgängen; Sie können allmählich bis auf höchstens sieben Durchgänge erhöhen, danach aber einen Yogalehrer zu Rate ziehen.

Achtung:

Menschen mit zu hohem oder zu niedrigem Blutdruck sollten dieses Pranayama ohne Atemhalten üben. Akut Herz- oder Lungenkranke sollen dieses Pranayama nicht praktizieren.

Heilwirkung:

Die Lungen werden vermehrt mit Sauerstoff versorgt. Die Verdauung wird angeregt. Der Körper bleibt gesund und widerstandsfähig. Rhinitis (Nasenkatarrh) kann gelindert oder geheilt, ebenfalls Kopfschmerzen vorgebeugt werden. Trägheit und Schlafsucht werden vertrieben. Der Teint wird klar. Dieses Pranayama entwickelt physische und psychische Kräfte im Sinn der Konzentrationsfindung des Yogas.

Meditationsleitgedanken

Falls Sie nach den Pranayamas in einer meditativen Stimmung sind, sollten Sie angenehme Meditationsleitgedanken entwickeln.

Hier einige Beispiele:

o Sie sitzen oder liegen in angenehmer Bewegungslosigkeit und Stille. Sie fühlen, wie Ihr kleines Herz in der Brust ruhig und gelöst schlägt. Das rhythmische Pochen erinnert Sie:

«Das bin ich, das bin ich!»

Jetzt lösen Sie sich davon. Nehmen Sie das Bewußtsein aus dem Körper. Lassen Sie den Körper friedvoll wie im Tiefschlaf liegen. Öffnen Sie die Augen für mehrere Sekunden halb. Versuchen Sie die Trennlinie zwischen Wach- und Unterbewußtsein aufzufinden. Jetzt schließen Sie die Augen und entziehen dem Körper Ihr Bewußtsein.

o Sie konzentrieren sich jetzt auf das Ajna-Chakra, das Zentrum der Willenskraft, der Sendung. Sie stellen sich vor, wie die kleine Bewußtseinswelle von Ihrem Herzen aufsteigt, hin zum Ajna-Chakra. Diese kleine Welle sind Sie, Ihr kleines Ich. Senden Sie diese kleine Welle zwischen die Augen und dann hinaus in den Raum. Grüßen Sie im Geiste alle Menschen, die in Ihrer Nähe sind.

o Diese kleine Bewußtseinswelle, dieses kleine «Ich», diese Schwingung des Meditierenden durchfließt alles. Kein grobstoffliches Hindernis wird Ihre Bewußtseinswanderung aufhalten können. So gehen Sie traumähnlich durch die Wände Ihres Hauses, über die Häuser Ihrer Stadt hinweg, gehen in eine Landschaft, die Sie lieben. Gehen Sie weiter, durchfließen Sie Bäume, Felsen, Seen und Meere dieser Erde. Denken Sie daran, daß alle Materie in Wirklichkeit eine atomare Schwingungsform ist, die Sie ätherisch durchwandern.

o Ihre Bewußtseinsschwingung ist freudvoll. Beziehen Sie alle Menschen, Tiere und Pflanzen in Ihre Freudeschwingung ein. Umfassen und umarmen Sie alles in Gedanken.

o Jetzt erheben Sie Ihr Bewußtsein ins All. Sie sehen all die Planeten und Sonnensysteme. Sie sind inmitten des Alls und schauen zurück auf diese kleine Erde.

○ Begrenzen Sie sich durch nichts! Versuchen Sie sich die unendliche und ewige Sphäre des Kosmos vorzustellen. Das ist keine trostlose, unvollendete Leere. Nein, Sie empfinden ein erhebendes Glücksgefühl! Sie fühlen, daß Ihr kleines Herz im Rhythmus des kosmischen Herzens pocht. Sie erfahren, daß das kleine Herz sowohl auf der Erde in Ihrem Körper zu Hause ist, als auch hier im kosmischen Herzen.

○ Das kleine Ich hat ein Über-Ich. Das kleine Ich erkennt nun Dinge, die nur mit Sat-chit-ananda (Daseinsbewußtseinsseligkeit) zu erklären sind. Das kleine Ich denkt nun zusammenhängend und befreit sich aus den Fesseln der körperlich-sinnlichen Bindung. An Sternen und Planeten vorbei finden Sie schließlich Licht. Am Ende der Schwingungsbewegung ist das Urlicht. Sie fühlen tiefe Verbundenheit! Sie erkennen: «Ich bin ein Teil dieses Urlichtes! Ich bin ER! Ich bin ER!» (SAH–HAM)

○ Gehen Sie nun zurück, ganz langsam, auf die Erde, in Ihr Land, in Ihre Stadt, in Ihren Yogaraum, zwischen Ihre Augen. Sie brauchen ein Zentrum!

○ Beenden Sie Ihre Yogaübungen mit –OM–. Wo auch immer Sie Schwäche der Konzentration oder des Körpers fühlen, üben Sie –OM–. Flüstern Sie innerlich, von niemandem gehört, –OM–. Üben Sie regelmäßig –OM–, das größte und machtvollste aller Mantren. Verlassen Sie sich nicht nur auf den Verstand. Glauben Sie an etwas, was jenseits des Verstandes liegt, und wenn auch nur ein Zehntel dieses Glaubens in Ihnen wäre, wäre das vollkommen ausreichend.

○ Oh, –OM–. Ich wende mich vertrauensvoll zu DIR. Ich will wie ein Kind rufen, so hilflos, aber stark. Verdränge die Dunkelheit in mir. Führe mich in meinen Bemühungen, inneren Frieden und Harmonie zu verwirklichen. Sei meine Stütze im Leben, oh –OM–. Antworte mir, in der Ausstrahlung DEINES Wonnegefühls. Wenn ich DICH auch noch nicht empfangen kann, will ich unbeirrt respektvoll rufen O...OO...MM..., bis ich dies endlich in der Fülle deiner Macht erleben darf. –OM–OM–OM–.

Auch wenn einige Übende Meditationsleitgedanken dieser Art gefühlsmäßig ablehnen, so gibt es doch viele andere, die sich mit Gedankenkraft um ihren Weg im Yoga bemühen. Tolerieren Sie jeden Übenden, der in der Sprache seines Herzens spricht.

IV. Yoga – warum?

Regeln

Ich habe nicht die Absicht, Ihnen über Gebühr Lebensregeln aufzuladen. Und doch muß ich immer wieder betonen, daß die Vertiefung der Bemühungen im Yoga auch von der Lebensweise des Übenden abhängt.

Der eine übt Hatha-Yoga und kann die positiven Resultate am eigenen Leib erfahren; der andere aber übt denselben Yoga und merkt nichts. Das muß nicht unbedingt etwas mit der Konzentrationskraft zu tun haben, sondern kann zuweilen auch von der Lebensweise abhängig sein.

Über die «Bhagavad Gita», die etwa 400 n. Christus entstand, sagte Wilhelm von Humboldt, daß er Gott danke, weil er ihn habe lange genug leben lassen, um dieses Buch kennenzulernen.

In diesem Buch steht im Kapitel VI, Vers 16:

> «Die Vereinigung im Yoga wird niemandem zuteil, der zuviel ißt oder sich durch übermäßiges Fasten schädigt, und auch nicht jenem, der zuviel schläft, oder dem, der fortwährend arbeitet.»

Der Mensch richtet sich nach Vorbildern aus. Vorbilder gibt es in der Vedanta-Philosophie, aber auch in jeder beliebigen Heiligen Schrift, so auch in der Bibel.

Jesus Christus war ein Heiliger für andere, er opferte sich für andere auf. Auch der indische Heilige Rama lebte für andere, ebenso wie Mohammed und Buddha.

Jede Heilige Schrift vermittelt bereits gültige Lebensregeln. Viele Menschen jedoch können den Wahrheitsgehalt nicht erkennen, da sie weder die symbolhaften Geschichten interpretieren können noch begreifen, was die Worte der Bibel zum Beispiel mit ihrem heutigen Leben zu tun haben. Doch die Regeln sind heute genauso aktuell wie vor Tausenden von Jahren. Wer dies nicht erkennt, sollte die Schuld bei sich selber suchen.

Wenn ein Mensch nur das akzeptiert, was er sieht, riecht, schmeckt, hört oder fühlt, ist seine Konzentrationskraft nur nach *außen* gerichtet. Im Yoga spricht man von der *Maya*, der Täuschung, der Scheinwelt. Überall werden die Erkenntniskräfte des Menschen strapaziert, indem sie in immer neue Richtungen gelenkt werden. Das Wesen des Materialismus liegt im ständigen Wechsel. Alles, was die Welt bietet, sollte man wissensmäßig zwar aufnehmen und auch gebrauchen, sollte sich jedoch davon keinesfalls gefangennehmen lassen. Über die Erfüllung äußerer Wünsche gelangt man nie zum inneren Frieden. Mein Guru Sanakananda Giri sagte dazu:

«Ich bin beeindruckt von den Menschen in Europa und in Deutschland. Beeindruckt von den Konzentrationsfähigkeiten der Menschen, die sie blendend in der Ökonomie, Technologie und vielen anderen Wissenschaften einzusetzen wissen. Doch ich bin auch ein wenig traurig, wie wenige es verstehen oder überhaupt Interesse daran haben, die Konzentration zur Basis nach innen zu richten. Nur eine kleine Wendung zum Yoga hin würde das ermöglichen!»

Niemand möchte ein Anbeter des Materialismus werden, doch die Gefahr liegt nahe, denn täglich ist man vielen Versuchungen ausgesetzt. Ich möchte Sie lediglich darauf aufmerksam machen, daß der Yoga befähigt (insbesondere die hohen Pranayamas), die Konzentrationsfähigkeit des Übenden wieder nach innen zu lenken. Über Yogakonzentration (Dharana) nimmt die Intuitionskraft zu, um z. B. auch die Heiligen Schriften lesen und verstehen zu können.

Yogawahrheiten und spirituelle Erfahrungen stimmen mit biblischem Wissen überein. Ich kann an dieser Stelle die harmonische Gegenüberstellung nicht erarbeiten. Es besteht aber ganz eindeutig ein Zusammenhang zwischen Bibelwahrheiten und Yogawahrheiten. Sie selbst werden das feststellen, wenn Sie sich nach langem Yogapraktikum, von innen her schöpfend, auf Bibelstellen konzentrieren.

Yoga und Drogen

Der Weg des Yogas ist in erster Linie eine Konzentrationslenkung durch Gefühlsvertiefung nach innen hin. In den Pranayamas ist der Atem der Schlüssel, um diese Gefühlstiefen nach und nach zu eröffnen.

Yoga praktizieren heißt, heilsame Handlungen ausführen. Dieser Anspruch kann jedoch nicht eingelöst werden, wenn der Übende durch eine unnatürliche Lebensweise seinen Körper schädigt. So passen zum Beispiel Yoga und Drogen nicht zusammen.

Drogen und Rauschmittel können auslösen, daß der Mensch sich in gehobeneren Sphären des Denkens, Sehens und der Wahrnehmung bewegt. Es ist gut und gerne möglich, daß der süchtige Mensch, neben den zerstörerischen Eigenschaften, durch die Droge auch eine positive Tiefe seiner Psyche erfahren kann. Keinesfalls aber ist das ein natürlicher Weg, sondern ein Weg des Selbstbetrugs, der auf Dauer das Gegenteil des Erwünschten hervorbringt. Denn die Nerven können nach einem Drogenstoß nur vorübergehend Übernatürliches leisten.

Würde man z. B. ein Langstreckenrennen mit zwei Wagen desselben Typs veranstalten, von denen der eine 70 PS hat und der andere auf 180 PS getunt wurde, so kann man das Resultat voraussagen: Der getunte Wagen würde wohl in den ersten Kilometern vorn liegen, später aber mit Motorschaden hoffnungslos auf der Strecke bleiben. Der andere Wagen würde aller Wahrscheinlichkeit nach das Ziel erreichen. Genauso kann es jemandem ergehen, der seinen spirituellen Fortschritt und inneren Frieden über bestimmte Drogen zu erreichen sucht.

Wer von Drogen abhängig ist und Yoga praktiziert, sollte allmählich die negative Praktik der Drogeneinnahme durch die positive Praktik der Yogaübungen ersetzen. Yoga wird ihm die Kraft zur Überwindung geben können, das Positive wird allmählich das Negative besiegen. Es wird kein leichter Kampf sein, aber Sie werden es schaffen, wenn Sie es unbedingt wollen!

Yoga – eine Religion?

Yoga ist nur dann eine Religion, wenn wir ihn dazu machen. Wir müssen ihn nicht als Religion verstehen, um zu seiner eigentlichen Aussage vorzustoßen. Wir brauchen lediglich die klassischen Übungen zu praktizieren und abzuwarten, was sich in uns selbst offenbart. Der natürlichste Weg ist, mit möglichst wenig Suggestivvorstellungen zu arbeiten.

Doch die Menschen sind verschieden. Dem einen helfen Suggestionen bei der Vertiefung seines Yogas, der andere empfindet plötzlich ein Abhängigkeitsverhältnis von Fremd- oder Eigensuggestionen.

Der spirituelle Yoga lehrt unmißverständlich die Möglichkeit, das eigene geistige Auge (Ajna-Chakra) zu aktivieren. Dieses geistige Licht, dritte Auge, Ajna-Chakra, in einem selber entstanden durch eigenes Üben, ist unabhängig und nicht etwa ein Resultat fortwährender Autosuggestion oder vielleicht Selbsthypnose. Es ist die Frucht einer andauernden Bemühung in einer fortgeschrittenen Yogatechnik. Es ist das Ergebnis einer wissenschaftlich richtig ausgeführten Konzentrationslenkung. Ein religiöser Mensch, sei er Christ, Moslem, Buddhist oder Hindu, kann jedoch über Yogakonzentration seine Religion erst richtig erfahren. So wird der Christ erleben können, daß Christusworte und -wahrheiten tief im geistigen Licht eines jeden Menschen ruhen und nur darauf warten, entdeckt zu werden! Dieses praktisch zu erfahren, ist lebendiges Leben und ist übertriebenem Analysieren und Dogmatisieren strahlend überlegen. Christ, Hindu oder Moslem kann man zurufen, rückt eurem Idol oder Vorbild näher über Yogakonzentration.

Das Ziel des Yogas (die achte Stufe) ist das kosmische Bewußtsein: der Samahdi. Aus der Fülle der Erkenntnis dieses Bewußtseinszustandes lehrten und schrieben viele Seher und Heilige. Dieses kosmische Bewußtsein steht in direkter Beziehung zu BRAHMAN, OM, dem SELBST oder GOTT.

Was ist inneres Glück?

Die Menschen haben ganz unterschiedliche Auffassungen vom Glück. Auf die Frage meines Guru: «Wenn Sie die Wahl hätten zwischen dem verheißenen Glück des Yogas und 1 Million Dollar, für welches Glück, mein Freund, würden Sie sich entscheiden?» antworten viele:

«Verzeihung Swamiji, aber ich glaube für die 1 Million Dollar!»

Geld bedeutet Glück? Nur selten verschafft sich einer mit seinem Geld wirklich ein glückvolles, unabhängiges und ausgefülltes Leben. Meist löst die eine Verpflichtung eine noch größere aus; die Erfüllung des einen Wunsches bringt den nächsten hervor. Ein Leben, das sich nur am Geld orientiert, ist gehetzt und freudlos. Demjenigen, der durch Yoga wieder die Verbindung zu seinem wahren Selbst herstellen kann, offenbart sich das wahre Glück. Der Yoga lehnt die Sinnenfreuden keineswegs ab.

Der große Yogi Ramakrishna rät:

> «Geh und tue es, aber vergesse nicht, schon am Abend zum Tapas (den Yogaübungen) zurückzukehren!»

Die Sinne sollen also Gelegenheit haben sich auszuleben, doch noch am «Abend», also nach dem Sinnesgenuß, sollte man sich in der Selbstbetrachtung des Yogas üben. Der dauernde, unkontrollierte Sinnesgenuß, sei es Sex, Essen oder anderes, schafft allmählich Abhängigkeiten, aus denen man sich nur schwer wieder lösen kann. Wie stark auch Ihre «Mind» oder Geistesverfassung durch ein Erlebnis oder Gefühl aufgerüttelt wurde, seien es sinnliche Freuden oder Gefühle wie Glück, Ärger, Angst oder Aggressivität, gehen Sie selbstbetrachtend in die Yogaübungen.

Versuchen Sie über Körper- und Atemübungen Ihren Rhythmus und Ruhepol wiederzufinden. Inneres Glück offenbart sich, wenn der Mensch gelernt hat, den Körper und Atem in perfekter Weise zu kontrollieren. Mögen Sie noch so schöne Stunden finden, irgendwie, irgendwann oder irgendwo, lassen Sie sich nicht täuschen und geben Sie nicht auf, das Glück *in sich selber* aufzudecken.

Je eher man im Leben mit Yoga beginnt, desto besser. Yogi Lahiri Mahasaya sagte: «Der Mensch sollte das Glück im Sommer seines Lebens suchen, im Winter seines Lebens ist das Glück schwieriger auffindbar.» Ich selber machte bei der Entwicklung meines inneren Glücks folgende Erfahrungen:

Ich befand mich im Yogazentrum meines Guru, Swami Sanakananda Giri, in Ayodhya (Indien). Eines Tages sprach mich mein Guru an und sagte, ich müßte nun alles abstreifen, um die Innenschau weiter entfalten zu können. Ich verstand nicht recht, was mit diesem Abstreifen gemeint war. Zudem war ich mit meiner Innenschau und dem meditativen Glücksbefinden mehr als zufrieden, und ekstatische, überbewußte spirituelle Erfahrungen waren mir schon seit langem bekannt. Doch schon am nächsten Morgen sollte ich erfahren, was er gemeint hatte.

An meiner Lebensweise im Yogazentrum änderte sich einiges: Die Mahlzeiten wurden vor mein kleines Übungszimmer gestellt. Ich durfte die Mahlzeiten nicht mehr zusammen mit anderen Freunden einnehmen. Ich durfte das Yogazentrum nicht verlassen. Mir war jegliche Unterhaltung mit meinen Freunden im Yogazentrum, wie auch mit meinem Guru, untersagt. Natürlich wußte ich, daß ich mich im harten spirituellen Training selbst erproben und erfahren sollte, doch mit solchen Bedingungen hatte ich nicht gerechnet.

Da saß ich nun in meinem kahlen Zimmer, mit einem Holzbett und einer Decke, die ich bei der Yogameditation auf dem Boden ausbreitete. Weit und breit war also nur ich ... Die kleinen Freuden, die ich täglich hatte, sie waren alle gestrichen. Anfangs sagte ich mir: «Na und? Darauf muß ich doch verzichten können!» Doch etwa in der dritten Woche merkte ich, wie sehr ich doch an diesen kleinen Dingen hing. Ich war eigentlich nie ein Mensch mit großen Problemen gewesen, aber diese gegenwärtige Situation war mir neu und bedrückte mich sogar.

Viele Freunde hatten mich immer als Einzelgänger bezeichnet. Ich selbst begann daran zu zweifeln, ob ich tatsächlich so gut allein zurechtkam. In der sechsten Woche etwa öffnete ich mal ein bißchen das Fenster meines Zimmers und beobachtete den Weg, wo Leute vorbeigingen. Plötzlich hatte ich das Bedürfnis, wildfremden Menschen etwas zuzurufen.

In der siebten Woche entschloß ich mich zu einer noch stärkeren Bemühung in meiner Kriya-Yoga-Meditation, da ich mir schon ein bißchen lächerlich vorkam. Und siehe da, da war plötzlich ein sprudelnder Quell des Glücks in mir. Die Meditation vertiefte sich zusehends. Ich empfand Kräfte und Glücksgefühle, wie ich sie mit Worten nicht beschreiben kann.

Dieses Leben, in dem ich mich nur auf mich selbst zurückziehen konnte, hat mir ganz plötzlich dieses innere Glück beschert, ein Glücksgefühl, das total unabhängig ist von materiellen Bedingungen, ein junges und immer bleibendes Glück, das sich ins Grenzenlose erweitern kann.

V. Was Sie außerdem wissen sollten

Übungen in bestimmten Situationen, bei körperlichen Störungen oder speziellen Krankheiten von A–Z

Bitte beherzigen Sie, daß *akute* starke Kopfschmerzen, Halsschmerzen oder Schmerzen, die durch eine akute Krankheit ausgelöst werden, nicht mit den angegebenen Übungen geheilt werden können.

Im *Vorstadium* jedoch, bei *leichten* Kopf- oder Halsschmerzen, bei Erkältungen und anderen leichten Störungen darf man die angegebenen Übungen praktizieren, um möglicherweise den Ausbruch der Krankheit zu verhindern.

Sie sollten die Übungen am besten *vorbeugend* praktizieren.

In diese Aufstellung wurden nur Übungen aufgenommen, die in dem *rororo Yoga-Buch für Anfänger* noch nicht erwähnt wurden.

Asthma: Die Kerzen-Stellung, Seite 42; der Schlangentrunk, Seite 105.

Appetit (ungezügelter): Der kühlende Reinigungsatem, Seite 103.

Augenstärkend: Der Kopf-Stand, Seite 50; Fixieren des Blicks, Seite 86.

Altern (vorzeitiges): Der Kopf-Stand, Seite 50; die Isolierung der Bauchmuskulatur, Seite 66; das Bauchheben, Seite 64; die Kerzen-Stellung, Seite 42; die Bogen-Stellung, Var. I. und II., Seite 20; die Pflug-Stellung, Var. I. und II., Seite 46; alle Pranayamas.

Atem (unreiner): Der kühlende Reinigungsatem, Seite 103.

Bandscheiben (korrigieren): Die Hund-Stellung, Seite 18; die Bogen-Stellung, Var. I. und II., Seite 20.

Gehirndurchblutung: Alle umgekehrten Asanas, Seite 42; die Knie-Kuß-Stellung (stehend), Seite 30; der Reinigungsatem, Var. I. und II., Seite 99.

Geschlechtsorgan (pflegend): Die Knie-Kuß-Stellung (stehend), Seite 30; die Kerzen-Stellung, Seite 42; das Bauchheben, Seite 64; die Isolierung der Bauchmuskulatur, Seite 66.

Grippe (Vorstadium einer grippalen Infektion mit leichten Kopf- und Halsschmerzen): Die Pflug-Stellung, Var. I. und II., Seite 46; die Kerzen-Stellung, Seite 42; die wechselseitige Nasenatmung, Seite 112; die Fisch-Stellung, Seite 33.

Halsschmerzen: Siehe Grippe.

Hämorrhoiden: Die Kerzen-Stellung, Seite 42; die Pflug-Stellung, Var. I. und II., Seite 46; die Fisch-Stellung, Seite 33.

Hexenschuß: Die Hund-Stellung, Seite 18; die Bogen-Stellung, Var. I. und II., Seite 20; die Pflug-Stellung, Var. I. und II., Seite 46.

Husten: Die Fisch-Stellung, Seite 33.

Ischiasschmerzen: Die Bogen-Stellung, Var. I. und II., Seite 20; die Hund-Stellung, Seite 18.

Kopfschmerzen (leichte): Siehe auch Grippe; die Pflug-Stellung, Var. I. und II., Seite 46; die Kerzen-Stellung, Seite 42; der Kopf-Stand, Seite 50; die wechselseitige Nasenatmung, Seite 112.

Konzentrationsschwäche: Alle Pranayamas, Seite 93; Fixieren des Blickes, Seite 86.

Korpulenz (Taille, Bauch): Die Knie-Kuß-Stellung (stehend), Seite 30; die Isolierung der Bauchmuskulatur, Seite 66; die Bogen-Stellung, Var. I. und II., Seite 20; die Kerzen-Stellung, Seite 42; die Pflug-Stellung, Var. I. und II., Seite 46; die Fisch-Stellung, Seite 33.

Krampfadern: Alle umgekehrten Asanas, Seite 42.

Leber: Das Bauchheben, Seite 64; die Isolierung der Bauchmuskulatur, Seite 66; die Pflug-Stellung, Var. I. und II., Seite 46; der kühlende Reinigungsatem, Seite 103.

Lungenpflege: Alle Pranayamas, besonders der Reinigungsatem, Var. I. und II., Seite 99 und der siegreiche Atem, Var. I. und II., Seite 106; der Kopf-Stand, Seite 50; die Kerzen-Stellung, Seite 42.

Lungenspitzen: Der siegreiche Atem, Var. I. und II., Seite 106.

Magenleiden: Der kühlende Reinigungsatem, Seite 103.

Mandeln: Die Kerzen-Stellung, Seite 42; die Fisch-Stellung, Seite 33.

Milz: Der kühlende Reinigungsatem, Seite 103.

Müdigkeit (übertriebene): Die Verbeugung, Var. I. und II., Seite 60; die Kerzen-Stellung, Seite 42; der Kopf-Stand, Seite 50; der Reinigungsatem, Var. I. und II., Seite 99, alle Pranayamas, Seite 93.

Nackenmuskulaturpflege (und Entspannung): Die Blitz-Stellung, Seite 35; die Fisch-Stellung, Seite 33.

Nerven (beruhigend): Alle Pranayamas, Seite 93, besonders die wechselseitige Nasenatmung, Seite 112 und der siegreiche Atem, Var. I. und II., Seite 106.

Nierenpflege: Die Bogen-Stellung, Var. I. und II., Seite 20; die Knie-Kuß-Stellung (stehend), Seite 30; das Bauchheben, Seite 64; die Isolierung der Bauchmuskulatur, Seite 66; die Kerzen-Stellung, Seite 42.

Ohrenpflege: Der Kopf-Stand, Seite 50; die Kerzen-Stellung, Seite 42; die Fisch-Stellung, Seite 33.

Oberschenkelmuskulaturpflege: Die Blitz-Stellung, Seite 35; die Knie-Kuß-Stellung (stehend), Seite 30.

Pankreas: Siehe Bauchspeicheldrüse.

Phlegma: Die Bogen-Stellung, Var. I. und II., Seite 20; die Schaukel-Stellung, Seite 38; alle Pranayamas, Seite 93, besonders der siegreiche Atem, Var. I. und II., Seite 106 und die wechselseitige Nasenatmung, Seite 112.

Potenzstörungen: Die Bogen-Stellung, Var. I. und II., Seite 20.

Prostata: Die Knie-Kuß-Stellung (stehend), Seite 30.

Rauchen (übertriebenes): Alle Pranayamas, Seite 93, besonders der kühlende Reinigungsatem, Seite 103.

Rheuma: Die Bogen-Stellung, Var. I. und II., Seite 20; die Kerzen-Stellung, Seite 42; die Pflug-Stellung, Var. I. und II., Seite 46; die Verbeugung, Var. I. und II., Seite 60.

Rückenmuskelpflege: Die Schaukel-Stellung, Seite 38; die Kerzen-Stellung, Seite 42; die Pflug-Stellung, Var. I. und II., Seite 46; die Hund-Stellung, Seite 18; die Blitz-Stellung, Seite 35; die Verbeugung, Var. I. und II., Seite 60.

Sauerstoffaufnahme (vermehrte): Alle Pranayamas, Seite 93.

Schilddrüsen (Überfunktion): Die Kerzen-Stellung, Seite 42; die Nasen-Atmung, Seite 112.

Schilddrüsen (Unterfunktion): Der Kopf-Stand, Seite 50; die Fisch-Stellung, Seite 33.

Schlaflosigkeit: Die Kerzen-Stellung, Seite 42; die Pflug-Stellung, Var. I. und II., Seite 46.

Schnupfen: Siehe Grippe.

Solarplexus (stärkend): Die Blitz-Stellung, Seite 35; das Bauchheben, Seite 64; die Bogen-Stellung, Var. I. und II., Seite 20; die Fisch-Stellung, Seite 33.

Unterleibssenkung: Das Bauchheben, Seite 64; die Isolierung der Bauchmuskulatur, Seite 66.

Verdauungsfördernd: Das Bauchheben, Seite 64; die Isolierung der Bauchmuskulatur, Seite 66; die Knie-Kuß-Stellung (stehend), Seite 30; die Hock-Stellung, Seite 59; die Verbeugung, Var. I. und II., Seite 60; die Blitz-Stellung, Seite 35; die Kerzen-Stellung, Seite 42; die Pfau-Stellung, Seite 23; alle Pranayamas, Seite 93, besonders der Reinigungsatem Var. I. und II., Seite 99 und der siegreiche Atem, Var. I. und II., Seite 106.

Verstopfung: Die Knie-Kuß-Stellung (stehend), Seite 30; die Pfau-Stellung, Seite 23; die Verbeugung, Var. I. und II., Seite 60; das Bauchheben, Seite 64; die Isolierung der Bauchmuskulatur, Seite 66.

Wirbelsäule (stärkend und pflegend): Die Schaukel-Stellung, Seite 38; die Bogen-Stellung, Var. I. und II., Seite 20; die Pflug-Stellung, Var. I. und II., Seite 46; die Hund-Stellung, Seite 18; die Verbeugung, Var. I. und II., Seite 60; die Kerzen-Stellung, Seite 42.

Allgemeine Hinweise

Beim täglichen Übungsprogramm sollten Sie folgende Reihenfolge einhalten:

I. Vorbereitende Körperübungen, auch: die vollständige Entspannungsmethode oder die Yogiatmung
II. Die Asanas
III. Die Pranayamas, entweder: der Reinigungsatem (Kapalabhati), der kühlende Reinigungsatem (Sitali) oder der Schlangentrunk (Bhujangini), um ein Hauptpranayama vorzubereiten
IV. Das Hauptpranayama.

Wenn Sie das Gefühl haben, daß Ihnen ein Hauptpranayama besonders guttut, dann üben Sie es täglich, wochenlang, monatelang in der angegebenen Übungsreihenfolge. Nur *ein* Hauptpranayama sollten Sie bei zweimaligem täglichen Üben praktizieren.

Die Hauptpranayamas sollten die Krönung Ihres Yogaprogramms sein. Über die Asanas wird der Körper in Bewußtheit gepflegt, bei den Pranayamas sind Sie bestrebt, den Körper ruhig zu halten, um die Mental- und Konzentrationskraft (Dharana) zu stärken. Der Weg nach innen verlangt einen stillen Körper, der einem Tempel der Ruhe gleicht.

Das wöchentliche Übungsprogramm

Das hier folgende Übungsprogramm müssen Sie nicht auf jeden Fall einhalten. Wenn Ihnen eine Übung nicht gefällt, ersetzen Sie sie allmählich durch eine gleichwertige andere.

Jeder Mensch hat Zeit, um Yoga zu üben; er muß Sie sich nur nehmen! Man sollte täglich einige Zeit nur für sich selber da sein, um danach um so besser für die anderen und die Verpflichtungen zur Verfügung stehen zu können.

Üben Sie, wenn möglich, *mindestens einmal am Tag*. Die besten Übungszeiten sind Sonnenaufgang und Sonnenuntergang. Doch wer kann sich schon diese Zeiten für seine Übungen freihalten?

Je früher man morgens übt, desto besser. Das Allerwichtigste ist jedoch, daß man überhaupt übt. Lieber zu einer ungewöhnlichen Zeit üben als gar nicht! Denken Sie daran, daß Sie nach einer Vollmahlzeit etwa zwei bis drei Stunden warten sollten, ehe Sie mit Yoga beginnen.

Versuchen Sie erst einmal, mit jeder Übung, in praktischer und theoretischer Hinsicht, vertraut zu werden. Versuchen Sie dann, sich ein Übungsprogramm zusammenzustellen. Als Muster können Sie das folgende Wochenprogramm nutzen. In diesem Musterprogramm für eine Woche sind die wichtigsten Übungen meiner beiden Yoga-Bücher enthalten. Sollten Sie also die eine oder andere Übung in diesem Buch nicht finden, schlagen Sie bitte in *Das rororo Yoga-Buch für Anfänger* nach. Versuchen Sie, dieses Wochenprogramm durchzuhalten, und ersetzen Sie die Übungen, die Ihnen schwerfallen, durch leichtere.

Kürzen Sie das Programm, wenn Sie nur eine geringere Übungszeit zur Verfügung haben.

Es kommt nicht darauf an, unzählige Asanas zu praktizieren, so daß man müde ist, bevor die Pranayamas oder Konzentrationstechniken beginnen. Wenige Asanas reichen vollkommen aus, wenn man sie langsam und mit innerem Einleben übt!

Haben Sie Geduld und Ausdauer! Die ersten Schritte im Yoga sind ein bißchen wie «Steine schleppen», doch Sie müssen einfach durchhalten! Die Last wird auf die Dauer so leicht und angenehm wie Watte werden! Der anfängliche Aufwand lohnt sich ganz bestimmt!

Das Wochenprogramm

Montag

Vorbereitende Körperübungen

1) Die Yogiatmung (liegend)
2) Die Dreiecks-Stellung
3) Der dynamische Streck
4) Die Katzen-Stellung
5) Die Kobra-Stellung
6) Die Heuschrecken-Stellung
7) Die Totenlage
8) Ihren bevorzugten Yogasitz
9) Die Bauchatmung (sitzend)
10) Die Atembeobachtung (liegend)

Dienstag

Vorbereitende Körperübungen

1) Die Yogiatmung (sitzend)
2) Der dynamische Streck
3) Die Löwen-Stellung
4) Die Hock-Stellung
5) Die Verbeugung
6) Die Kobra-Stellung
7) Die Totenlage
8) Ihren bevorzugten Yogasitz
9) Der Reinigungsatem
10) Die verfeinerte Atembeobachtung

Mittwoch

Vorbereitende Körperübungen
1) Die Yogiatmung (stehend)
2) Die Knie-Kuß-Stellung (stehend)
3) Die Fisch-Stellung
4) Die Schaukel-Stellung
5) Die Halb-Kerze
6) Die Totenlage
7) Ihren bevorzugten Yogasitz
8) Der Reinigungsatem
9) Die wechselseitige Nasenatmung
10) Die Totenlage

Donnerstag

Vorbereitende Körperübungen
1) Der Reinigungsatem
2) Die Kopf-zum-Knie-Stellung
3) Die Knie-Kuß-Stellung (liegend)
4) Die Windbefreier-Stellung
5) Die Hund-Stellung
6) Die Totenlage
7) Ihren bevorzugten Yogasitz
8) Der kühlende Reinigungsatem
9) Der siegreiche Atem
10) Die Totenlage

Freitag

Vorbereitende Körperübungen

1) Die vollständige Entspannungsmethode
2) Die Dreiecks-Stellung
3) Der dynamische Streck
4) Die Löwen-Stellung
5) Die Blitz-Stellung
6) Die Ellbogenschraube
7) Die Krokodil-Stellung
8) Die Totenlage
9) Ihren bevorzugten Yogasitz
10) Der Schlangentrunk

Samstag

Vorbereitende Körperübungen

1) Der Reinigungsatem
2) Die Bogen-Stellung (Die Pfau-Stellung)
3) Die Katzen-Stellung
4) Die Verbeugung
5) Das Bauchheben (Die Isolierung der Bauchmuskulatur)
6) Die Totenlage
7) Ihren bevorzugten Yogasitz
8) Der kühlmachende Atem
9) Der siegreiche Atem
10) Die Totenlage

Sonntag

Vorbereitende Körperübungen

1) Die Schaukel-Stellung
2) Die Kopf-zum-Knie-Stellung
3) Die Knie-Kuß-Stellung (liegend)
4) Die Kerzen-Stellung (Der Kopf-Stand)
5) Die Pflug-Stellung
6) Die Totenlage
7) Ihren bevorzugten Yogasitz
8) Der Reinigungsatem
9) Die wechselseitige Nasenatmung (Der Sonnen-Mond-Ausgleich)
10) Die Totenlage (Innerliches -OM-Flüstern)